DR. MED. MOHSEN RADJAI
MIT ULRIKE SCHÖBER

MEDIZIN OHNE SCHNICKSCHNACK

*Alles, was wirklich hilft,
aus meiner Hausarztpraxis*

INHALT

Vorwort	4

Mein Weg zum Hausarzt in Nippes   6

Faszination Innere Medizin   7
Als Hausarzt näher am Patienten und am Menschen   9
Langfristig in direktem Kontakt   11
Papierkram statt Behandlung: das leidige Zeitproblem   11
Unersetzlich: die persönliche Ebene   15
Vielfalt und Abwechslung täglich aufs Neue   16
Berater auf dem Weg zu mehr Gesundheit und Lebensqualität   16

Wie Medizin auch ohne Schnickschnack heilt   19

Der Hausarzt – Ihre erste Adresse   20

Gut schlafen – wichtig für die Gesundheit   22

Schlaflos in Köln   22
Zu viel Schlaf ist auch nicht gut   24
Einfach zu viel um die Ohren?   26

Von Rückenschmerzen und Gelenkproblemen   28

Bandscheibenvorfall: Es geht auch ohne OP   28
Viel Geld für wenig Wirkung – das muss nicht sein   29
Ich habe Knie   30

»Innere Werte«   33

Echte Lebensmittel statt teurer Nahrungsergänzung   33
Pollenallergie? Oder doch Asthma?   34
Eigentlich nur ein Fitnesscheck   36

Das Beste aus meiner Hausarztpraxis   39

Herz und Kreislauf – unabdingbar   40
Bluthochdruck – der heimliche Killer   42
Wenn das Herz stolpert – Herzrhythmusstörungen   54
Vorhofflimmern   55
Herzinsuffizienz – das schwache Herz   56
Herzinfarkt und Schlaganfall: Zögern kann tödlich enden   58

Inhalt

Diabetes mellitus – unterschätzte Volkskrankheit	**62**
Der honigsüße Durchfluss	62
Längst nicht mehr nur bei den Alten	64
Von mehrdeutigen Symptomen bis zu typischen Begleiterkrankungen	65
Den Stoffwechsel ausbalancieren	67
Magen und Darm – damit Nährstoffe auch ankommen	**69**
Reflux: Wenn es Ihnen sauer aufstößt	71
Unverträglichkeiten – Laktose, Gluten & Co.	76
Reizdarmsyndrom: Die Verdauung spielt verrückt	89
Fettleber – auch ohne Alkohol immer öfter ein großes Problem	93
Gallensteine – oft machen sie keinen Ärger, aber wenn …	98
Rücken und Gelenke – wenn es ziept und knackt	**102**
Ich habe Rücken	102
Arthrose – besser vorbeugen, denn heilen geht nicht	108
Kopfschmerzen – die Hölle im Kopf	**118**
Paradox: Wenn Medikamente Schmerzen verursachen	118
Primäre und sekundäre Kopfschmerzen	119
Spannungskopfschmerzen	122
Migräne	123
Meist unausweichlich: Behandlung mit Medikamenten	126
Meine Hausapotheke – einfach und sehr wirksam	**131**
Zauberwort »gesunder Lebensstil«	132
Endlich wieder gut schlafen	133
Endlich dauerhaft abnehmen	139
Bewegung – das neue Rezept	157
Rauchen – wollen Sie das wirklich?	163
Gesund bleiben ist besser als gesund werden	**170**
Vorsorge und Früherkennung – regelmäßige Inspektion	170
Impfen – eine spezielle Form der Vorsorge	176
Mit dem IGeL in der Tasche	179
Nachwort	**186**
Informative Internetseiten	187
Weiterführende Literatur	187
Sachregister	188
Info-Kästen Übersicht	190

LIEBE LESERIN, LIEBER LESER,

wann waren Sie das letzte Mal bei Ihrem Hausarzt? Haben Sie überhaupt einen Hausarzt oder eine Hausärztin? Oder gehören Sie zu den Menschen, die sagen: »Ich gehe nur zum Arzt, wenn ich was habe, und dann gleich zum Facharzt. Dann muss ich mich nicht zweimal ins Wartezimmer setzen.« Bis zu einem gewissen Grad kann ich diese Einstellung in unserer hektischen Zeit voller Aufgaben und Termine durchaus nachvollziehen. Allerdings führt das häufig zu überflüssigen Behandlungen, die Sie beispielsweise durch den vorschnellen Einsatz von Röntgenstrahlen unnötig belasten, oder zur Verschreibung von Medikamenten, die sich nicht vertragen – weil mehrere Fachärzte etwas verschrieben haben, ohne voneinander zu wissen.

Genau um so etwas zu vermeiden, ist ein Hausarzt, bin also ich da: Ich bin erste Anlaufstelle für meine Patienten in allen medizinischen Angelegenheiten, egal ob es sich um konkrete Beschwerden, eine Krankschreibung, ein Attest oder eine Impfung handelt. Als Allgemeinmediziner diagnostiziere und behandle ich Krankheiten oder überweise weiter zum Facharzt. Damit habe ich den Überblick über die Behandlungen meiner Patienten und kann Doppeluntersuchungen sowie Überflüssiges vermeiden.

Ein ganz wichtiger Teil meiner Arbeit ist die Vorsorgemedizin: Wenn ich bei Ihnen zu hohen Blutdruck feststelle, erkläre ich Ihnen die Zusammenhänge und die möglichen schlimmen Folgen. Wenn nötig, verschreibe ich ein Medikament, aber vor allem erläutere ich Ihnen, wie Sie selbst Ihren Blutdruck senken können. Fast alle Menschen unterschätzen nämlich ihren Einfluss auf die eigene Gesundheit. Je nachdem, wie wir unseren Alltag gestalten, sind unsere Chancen auf Wohlbefinden und Gesundheit größer oder kleiner. Symptome wie hohen Blutdruck interpretiere ich für meine Patienten als Wegweiser in Richtung bessere Gesundheit.

Anders als meine Facharztkollegen und -kolleginnen sehe ich als Hausarzt meine Patienten viel öfter. So wird das Verhältnis persönlicher und ich weiß viel über ihr Umfeld und ihre Lebensumstände. Das ist sehr hilfreich und fließt in die Diagnose ein: Ob hoher Blutdruck durch Stress oder durch Übergewicht verursacht wird, ist wichtig und erfordert ganz andere Handlungsstrategien.

Mit diesem Buch möchte ich ein gelebtes Plädoyer für den »Artenschutz« der unverzichtbaren Hausarztmedizin leisten. Ich möchte Ihnen zeigen, dass es sich lohnt, einen »eigenen« Hausarzt zu haben, und dass er Ihnen Ihr ganzes Leben hindurch ein guter Gesundheitsbegleiter und -berater sein kann – selbstverständlich meine ich hier wie im ganzen Buch immer auch meine hochgeschätzten Kolleginnen mit, ohne jedes Mal die weibliche Formulierung hinzuzufügen. Damit Sie mich ein wenig besser kennenlernen, erzähle ich Ihnen zunächst, wie ich von der Hightechmedizin im Krankenhaus zu meiner Gemeinschaftspraxis in Köln-Nippes kam. Was in dieser Praxis so los ist und wie man auch mit einfachen Mitteln ohne teuren Schnickschnack gesund werden kann, zeige ich Ihnen im zweiten Kapitel am Beispiel einiger Patienten. (Die Namen wurden selbstverständlich geändert.) Danach geht es ans Eingemachte: an die Krankheiten, die Sie als Patientin oder Patient oft sehr gut zum Positiven beeinflussen können. Vielleicht finden Sie sich dort wieder und nehmen Tipps oder Fragen mit zu Ihrem Hausarzt. Was Sie konkret tun können, um gesund zu bleiben, zeige ich Ihnen im letzten Kapitel. Dazu sind keine teuren Laboruntersuchungen, fragwürdigen Testmaterialien aus dem Internet oder irgendwelche Wunderpillen nötig, sondern nur Ihr persönlicher Einsatz und Ihre Motivation. Viel Erfolg dabei wünscht Ihnen

Dr. med. Mohsen Radjai

MEIN WEG ZUM HAUSARZT IN NIPPES

Mit Herzrasen, Atemnot, Schwitzen, Panikattacken und immer wieder hohem Blutdruck kam Marianne W. zu mir. Die 72-Jährige hatte große Angst, einen Herzinfarkt oder Schlaganfall zu erleiden, was bei diesen Symptomen nicht unbegründet ist. Ich habe sie umfassend untersucht, aber ihr Blutdruck war nach wie vor gut eingestellt und ich konnte weder eine Erkrankung des Herzens noch der Lunge feststellen. Organisch war also alles okay.

Für die umfangreichen Untersuchungen kam Marianne W. mehrmals zu mir in die Praxis und in unseren Gesprächen stellte sich nach und nach Folgendes heraus: Frau W. hatte zwar keine finanziellen Sorgen, denn sie besaß durch eine Erbschaft mehrere Miethäuser, die sie selbst verwaltete. Allerdings fühlte sie sich in ihrem Alter damit zunehmend überfordert: Schon der Gedanke, sich mit neuen Mietern auseinandersetzen oder Reparaturen veranlassen zu müssen, stresste sie ungemein. Termine setzten sie im wahrsten Sinne des Wortes unter Druck: Der Blutdruck stieg, das Herz raste. Doch die Verwaltung in fremde Hände zu geben, kam für sie nicht infrage – sie wollte die Kontrolle behalten. Allerdings konnte ich ihr vermitteln, dass genau da das Problem lag, aber auch die Lösung: Ihr Körper hatte ihr klar signalisiert, dass sie sich einer Belastung aussetzte, die sie seit Langem nicht mehr (er)tragen wollte. Er wehrte sich vehement gegen ihr Verhalten und zeigte ihr unmissverständlich, dass Veränderungen erforderlich waren.

Stress und Überforderung werden von Patienten meist unterschätzt, lösen aber oft gesundheitliche Beschwerden aus.

Die Diagnose lautete also nicht wie zunächst befürchtet Herz- oder Lungenerkrankung, sondern Anpassungsstörung. Ich riet ihr deshalb, einen Therapeuten aufzusuchen, der sie bei den dringend notwendigen Veränderungen unterstützen würde. Innere Widerstände loszulassen, Verantwortung abzugeben und anderen zu vertrauen ist nämlich nicht einfach, wenn man sich sein ganzes Leben lang selbst um alles gekümmert hat. Ob Frau W. diesen Rat annimmt, ist natürlich ihre Entscheidung.

Für mich ist das nur eins von vielen Beispielen dafür, dass es in der Medizin nicht reicht, nur auf die Beschwerden und Symptome zu schauen und sie zu behandeln: Wichtig ist der Blick auf den ganzen Menschen, auf seine Persönlichkeit, seine Lebenssituation und seine individuelle Befindlichkeit, denn was den einen stresst oder sogar gesundheitlich umhaut wie Marianne W., macht anderen kaum etwas aus.

So nah am Menschen sind Ärzte fast nur in der Allgemeinmedizin und genau diesen Kontakt wollte ich, als ich mich entschied, Hausarzt zu werden. Das war mir zu Beginn meiner medizinischen Laufbahn keineswegs klar, sondern entwickelte sich erst bei der Arbeit im Krankenhaus. Für die war ich anfangs Feuer und Flamme…

FASZINATION INNERE MEDIZIN

Die Innere Medizin liegt mir am Herzen – mit diesen Worten begann ich meine Bewerbung beim kardiologischen Chefarzt der »Kliniken der Stadt Köln«. Dieser Aufmacher sollte ihn dazu bewegen, meine Unterlagen weiterzulesen, statt sie auf den Stapel der Ablehnungen zu legen. Da ich die Stelle als Arzt im Praktikum bekam, hat er sie wohl gelesen.

So landete ich direkt nach dem Studium als Erstes in dem damals für mich spannendsten Bereich: einer internistischen Abteilung der Schwerpunktversorgung. Ich lernte also die medizinisch-technische Behandlung auf höchstem Niveau kennen, seltene und lebensbedrohliche Erkrankungen und auch Patienten, für die wir die letzte Hoffnung waren. Vielleicht denken Sie dabei gleich an Operationen am offenen Herzen, wie sie gern sehr dramatisch in Fernsehfilmen gezeigt werden, aber tatsächlich gehört viel mehr zur Inneren Medizin: Neben Herz, Gefäßen und Kreislauf gehört die Behandlung aller inneren Organe sowie von Verdauung, Stoffwechsel, Hormonen, Blut, Immunsystem und Krebs dazu – ein weites Feld, in dem es auch mal richtig »blutig« zugehen kann und das mich bis heute fasziniert.

Mein weiterer Ausbildungsweg führte mich ins »St. Joseph Krankenhaus« im schönen oberbergischen Wipperfürth. Auch wenn hier internistische Medizin »nur« als Grundversorgung möglich war, so war die Innere Abteilung mit 100 Plan- und 5 interdisziplinären Intensivstationsbetten doch breit aufgestellt und die Arbeit dort ausgesprochen lehrreich. Wir versorgten die stationären Patienten, waren für die Aufnahme neuer Kranker und für die Intensivstation zuständig.

Gleichzeitig trugen wir für den Fall der Fälle den Notarztpieper und sprangen während der 24-Stunden-Schichten, die es damals noch gab, in den Notarztwagen, der mit laufendem Motor wartete, und rasten mit Martinshorn und Blaulicht zu den Einsatzorten. Alte Hasen gaben mir im Vorfeld den Tipp: »Iss, wenn du die Zeit hast, und richte dich nicht danach, wann du Hunger hast.« Sie sollten recht behalten: Notfalleinsätze kommen oft zu allen möglichen Zeiten und ich wusste ja unterwegs nie genau, welche Umstände mich vor Ort erwarten würden und wie schlecht es dem großen oder auch kleinen Patienten tatsächlich ging. Dem Stress der Situation stand aber immer auch das wahrhaft tief befriedigende Gefühl gegenüber, das sich einstellte, sobald ich wusste, was zu tun war, und wenn meine medizinischen Maßnahmen unmittelbar wirkten.

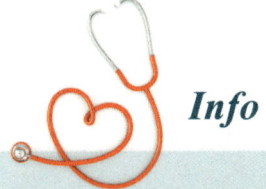

Info

VERSORGUNGSSTUFEN IM DEUTSCHEN MEDIZINSYSTEM
In Deutschland werden die Krankenhäuser abhängig von der Größe, ihrem medizinischen Angebot sowie der technischen und personellen Ausstattung in Versorgungsstufen eingeteilt. Da Gesundheit Ländersache ist, sind die Versorgungsstufen in den einzelnen Bundesländern nicht einheitlich definiert. Ziemlich verbreitet sind die Stufen Grund-, Regel-, Schwerpunkt- und Maximalversorgung. Vielfach werden Grund- und Regelversorgung zur »Versorgungsstufe I« zusammengefasst.

ALS HAUSARZT NÄHER AM PATIENTEN UND AM MENSCHEN

Mit der Zeit entwickelte ich immer mehr das Bedürfnis, zu wissen, wie es mit den Patienten nach dem Krankenhausaufenthalt medizinisch weiterging. Wurden sie wieder ganz fit und blieben auch gesund? Oder verlief die weitere Genesung zu Hause schlecht, weil die Bedingungen nicht passten oder die Patienten es nicht schafften, sich an die ärztlichen Ratschläge zu halten? Verfielen sie gar in die alten Muster und bekamen beispielsweise einen weiteren Herzinfarkt?

Ich wollte meine Patienten kontinuierlich betreuen – als niedergelassener Arzt in einer Praxis – und entschied mich, zukünftig hausärztlich zu arbeiten. Also wechselte ich krankenhausintern für sechs Monate in die Chirurgie, um allgemeinchirurgische Erfahrungen für die geplante hausärztliche Tätigkeit zu sammeln, und von dort für das letzte Pflichtjahr der fachärztlichen Ausbildung in eine allgemeinmedizinische Praxis nach Pulheim vor den Toren Kölns.

Dort wurden Fälle fast wie am Fließband abgehakt. Das war zwar frustrierend, aber zumindest wurde mir unumstößlich klar, wie ich es zukünftig nicht machen wollte.

Doch wie wollte ich es? Ich wollte und will meinen Patienten den Stand der aktuellen medizinischen Möglichkeiten verständlich vermitteln und im persönlichen Gespräch mit ihnen *gemeinsam* überlegen, was für sie in Bezug auf Diagnose, Therapie und Prognose annehmbar ist.

Für mich als Hausarzt ist das aufklärende, wertschätzende Gespräch mit den Patienten nachhaltig wichtig und effektiv.

Mein Kollege Dr. med. Peter Bruder erzählte mir von seinen Vorstellungen einer Gemeinschaftspraxis für Hausarztmedizin. Er war es, der eine über mehrere Generationen bestehende, alteingesessene internistisch geprägte Praxis fand. Die gemeinsam tätigen Eheleute wollten zeitlich versetzt ihren wohlverdienten Ruhestand antreten und wir wurden handelseinig. Mit dem 1. Januar 2003 stieg ich dort als Praxispartner ein und ließ mich als Facharzt für Allgemeinmedizin in Köln-Nippes nieder. Ein Jahr später fusionierten wir zur Gemeinschaftspraxis. 2006 ergänzte ich meine Ausbildung zum Facharzt für Innere und Allgemeinmedizin. Jetzt war ich da angekommen, wo ich hinwollte: ganz nah am Patienten, am Menschen mit seinen Sorgen und Nöten und auch da, wo ich helfen kann, viele der schlimmen Erkrankungen zu verhindern, die ich früher in der Klinik behandelt hatte. Im November 2009 zogen wir nicht weit weg in neue Räumlichkeiten direkt an den belebten Wochenmarkt von Nippes. Unsere neue Praxis ist großzügig gestaltet mit einem klaren Raumkonzept und hohem Wohlfühlfaktor. All unsere Patienten blieben uns treu und folgten uns – das hat uns gezeigt, dass wir mit unserer Arbeit und unserem Umgang mit den Patienten ziemlich richtig liegen.

LANGFRISTIG IN DIREKTEM KONTAKT

Es ist für mich immer wieder spannend, mich neu auf die unterschiedlichsten Menschen einzulassen. Zu erfahren, wie sie »ticken«, was ihnen wichtig erscheint, worauf sie Wert legen und worauf nicht. Wo ihre Ängste, Sorgen und Nöte liegen und wo Veränderungsmöglichkeiten bestehen. Zu erkennen, auf welchem Sinneskanal sie senden, hilft mir dabei unendlich: Verstehen sie die medizinischen Zusammenhänge eher anhand von Zahlen, Daten, Fakten oder helfen ihnen bildliche Vergleiche? Oder sind sie eher emotional geprägt und Appelle an ihre Gefühle helfen beim Umsetzen von erforderlichen Behandlungen?

PAPIERKRAM STATT BEHANDLUNG: DAS LEIDIGE ZEITPROBLEM

Nun, all das und viel mehr ist nicht mal eben in fünf Minuten zu machen. Zeit ist in der heutigen medizinischen Versorgung aber leider ein echtes Problem. Die Medizinwirtschaft hat sich bedauerlicherweise dahin entwickelt, dass Technik besser und höher vergütet wird als ein Klarheit schaffendes, intensives Gespräch. Entscheidungsträger wie zum Beispiel die kassenärztliche Vereinigung haben dies in der Vergangenheit erkannt und versuchen, gegenzusteuern. Wir werden noch sehen, inwieweit das fruchtet. Denn es gibt Budgetierungen der ärztlichen Gesprächsleistungen, die sich weder am Bedarf ausrichten noch überhaupt nachvollziehbar sind. Unstimmigkeiten im Abrechnungssystem der kassenärztlichen Versorgung und eine beispiellose Kompliziertheit der Berechnung vergällen Ärzten die Freude an der Arbeit. Denn all diese Faktoren kosten zusätzlich Zeit, die wir Ärzte viel lieber Ihnen, den Patienten, widmen wollen.

> *Das Abrechnungssystem ist derart kompliziert, dass ich es selbst nach Jahren nicht im Detail verstehe.*

Für meine Tätigkeit als Mediziner bedeutet dieser Umstand aber, dass ich eine Balance finden muss zwischen Gesprächsbedarf und den wirtschaftlichen Bedingungen, die eine Arztpraxis als Kleinunternehmen leider mit sich bringt.

Der Patient zwischen den Stühlen

Immer wieder beschweren sich nicht nur meine Patienten zu Recht darüber, dass sie vom Hausarzt zum Facharzt und wieder zurück geschickt werden, um irgendwelche Untersuchungen machen zu lassen, die aber gar nicht in meine Zuständigkeit fallen, oder um Ergebnisse abzuholen. Regelmäßig befinde ich mich dann doch zwischen den Untersuchungen mit den Patienten im Empfangsbereich und erläutere ihnen den Sachverhalt.

Es gibt einen klaren Grundsatz: Wer die Diagnostik durchführt, ist verantwortlich für die Voraussetzungen. Der Radiologe zum Beispiel wird aufgrund einer medizinischen Indikation beauftragt, ein MRT des Abdomens, also des Bauchs, vorzunehmen. Dafür wird er auch von den Krankenkassen bezahlt. Damit er sein MRT durchführen kann, verlangt er aber vorab in der Regel zwei Blutwerte: Kreatinin (Funktionsparameter der Niere) sowie TSH (Thyreoidea stimulierendes Hormon), um eine Störung der Schilddrüse auszuschließen. Es versteht sich von selbst, dass der Hausarzt diese Werte vorlegt, sofern sie in den letzten zwei Wochen ohnehin in der Praxis gelaufen sein sollten. Meist dauert es aber länger, bis der Patient einen Termin in der Radiologie bekommt. Ungeliebte Sitte der Radiologen ist es aber dann, den Patienten postwendend wieder zum Hausarzt zu schicken, um eben diese Laborwerte dort bestimmen zu lassen – und um damit

> *Zunehmend kommt mir das medizinische Versorgungssystem wie ein Haifischbecken vor.*

sein Budget zu entlasten. Sorry, aber das ist in diesem Fall nicht unser Job. Es kostet uns als Hausärzte Zeit, Personal sowie Material und natürlich geht es auf unser Laborbudget.

Meinen Patienten erläutere ich dann diese Zusammenhänge und stoße bei ihnen uneingeschränkt auf Verständnis. Sie versuchen dann motiviert, einen anderen Radiologen zu finden ... um schließlich frustriert wieder vor meiner Tür zu stehen. Diese Odysseen kosten alle Beteiligten völlig unnötig Zeit und Nerven.

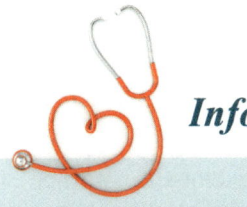

Info

ZEITFRESSER BÜROKRATIE

Die Deutschen sind auf der ganzen Welt für ihre Bürokratie berühmt und berüchtigt. Im Gesundheitswesen ist sie jedoch inzwischen so ausgeufert, dass sie uns den medizinischen Nachwuchs vergrault und der lieber in der Schweiz oder Österreich arbeitet. Wäre ich heute am Ende meiner Ausbildung, würde ich auch darüber nachdenken. Immer wieder muss ich Behandlungswünsche von Patienten ablehnen, weil wir Ärzte einem engen Regelwerk unterliegen, das auch für uns oft nicht nachvollziehbar erscheint. Das beginnt bei der »finanziellen Budgetierung im Kostenerstattungssystem« – allein das klingt ja schon kompliziert –, geht weiter über die Bezahlung der Kassenärzte, ein Hin und Her der Zuständigkeiten zwischen Allgemeinmediziner und Facharzt und endet bei der Berücksichtigung von Rabattverträgen zwischen Pharmaunternehmen und Krankenkassen. All das ist kompliziert, kostet unglaublich viel Zeit und ist den Patienten nur schwer zu vermitteln.

Fast wie beim Papst?
Auch hier gibt es für den Patienten – wie so oft – zwei Seiten. Meine Patienten wissen, dass ich mich nicht gern mitten im Gespräch von anderen stören lasse. Ich vermeide also Unterbrechungen durch telefonische Anfragen, E-Mails oder das Eintreten von Mitarbeitern während meiner Sprechstunde. Dadurch gehört meine vorhandene Zeit dann auch tatsächlich dem Patienten, der gerade vor mir sitzt, und ich kann sie mit ihm nutzbringend gestalten. Das ist einerseits für den Patienten während der Behandlung und Beratung ein Vorteil.

Andererseits bin ich aber dadurch für ihn nicht permanent und fortwährend ansprechbar. Alltäglich werden wir gefordert mit dem Spruch:»Können Sie nicht mal eben ...« Ne, kann ich nicht! Ich bin ein Freund von planbaren und klaren Abläufen. Notfälle natürlich ausgenommen. Aber so bin ich in Summe effektiver in dem, was ich tue und für wen ich es tue.

Nach über siebzehn Jahren als niedergelassener Arzt weiß ich, dass das nicht jedem gefällt. Aber diejenigen finden gewiss auch den Arzt, der zu ihnen passt und der ihren Vorstellungen besser entspricht. Ein langjähriger Patient beschwerte sich einmal während der Beratung bei mir, dass man mich während der Sprechstunde überhaupt nicht telefonisch erreichen würde. Das sei ja schlimmer als beim Papst. Ich entgegnete ihm: »Ja, das ist korrekt. Ich halte persönliche Audienz, in der ich mich ausschließlich meinem Gegenüber und seinem Anliegen widme.« Mehr brauchte es nicht und die Verhältnismäßigkeiten waren geklärt. Ich habe seine Motivation für das Verlangen, mich telefonisch zu sprechen, ja nicht in Zweifel gezogen, ihm aber klargemacht, dass ich in der »audienzfreien Zeit« für Telefonate zur Verfügung stehe, aber eben nicht während der Sprechstunde.

UNERSETZLICH: DIE PERSÖNLICHE EBENE

Im Erstgespräch frage ich regelmäßig, wie jemand auf uns aufmerksam geworden ist. Die meisten Menschen kommen immer noch aufgrund einer persönlichen Empfehlung des Partners, von Freunden, Arbeitskollegen oder Nachbarn. In zweiter Linie informieren sich vor allem jüngere Patienten über Arztempfehlungsseiten im Internet. Dort kann man vielleicht grob eine Tendenz ausmachen, ob einem der jeweilige Arzt zusagen könnte oder nicht. Ich persönlich habe aber ein etwas ambivalentes Verhältnis dazu. Denn ehrlich gesagt können nur die wenigsten Patienten ohne medizinischen Hintergrund beurteilen, ob ein Mediziner tatsächlich fachlich kompetent ist oder nicht.

Der persönliche Eindruck bleibt für mich unersetzlich – auch wenn ich selbst einen Arzt aufsuchen muss. Es

> *Der langfristige Kontakt zu meinen Patienten, bei dem auch schon mal private Scherze vorkommen, macht die Arbeit als Hausarzt für mich viel reizvoller als damals die Arbeit im Krankenhaus.*

geht nicht ausschließlich darum, was er oder sie alles weiß, sondern auch um die Fragen: Kann er es mir als Patienten ausreichend verständlich machen, kann er mir Alternativen aufzeigen, persönliche Erfahrungen vermitteln, Entscheidungshilfen anbieten, Zweitmeinungen zulassen? Oder kurz zusammengefasst: Geht er ausreichend auf mich ein?

Wie oben schon erwähnt: All dies braucht Zeit. Aber aus Erfahrung kann ich Ihnen aufrichtig versichern, dass auch in einem zehnminütigen Gespräch viele relevante Inhalte verständlich vermittelt werden können, ohne dass der Patient das Gefühl hat, er wurde vom stressgeplagten Arzt unaufgeklärt wieder vor die Tür katapultiert. Ich erlebe regelmäßig Patienten, die mit einem Spickzettel in die Sprechstunde kommen. Mir gefällt das durchaus. Ich frage im Verlauf gern, was sie denn sonst noch so auf dem Zettel hätten, bitte aber auch schon mal um Verständnis dafür, dass wir von all den Punkten jetzt zunächst die dringlichsten angehen. Dann können wir gern einen Folgetermin machen, wenn sich zwischenzeitlich noch keine Klärung gefunden haben sollte und die Themen weiterhin existieren.

VIELFALT UND ABWECHSLUNG TÄGLICH AUFS NEUE

Ein klarer Vorteil des Hausarztes: Ich sehe jeden Tag eine bunt gemischte, abwechslungsreiche, spannende, komplett unterschiedliche Patientenklientel im Alter von 16 bis an die 100 Jahre. Die bunte Mischung reicht von Hartz-IV-Empfängern bis zu Universitätsprofessoren. Freischaffende Künstler, Musiker, Sänger, Schauspieler, Angestellte, Selbstständige, Kleinunternehmer, Wissenschaftler, Vorstandsmitglieder, alleinerziehende Mütter und Väter, Rentner, Deutsche und Ausländer, Kassen- und Privatpatienten kommen in die Sprechstunde. Völlig verschiedene Persönlichkeiten und Charaktere sitzen mir gegenüber und berichten von ihrem Leid und Schmerz, ihren Beschwerden und Erwartungen, aber auch von erfreulichen Dingen.

Über Langeweile in der Sprechstunde kann sich bestimmt kein Hausarzt beschweren. Ständig muss man seine Abläufe den jeweiligen Gegebenheiten anpassen.

BERATER AUF DEM WEG ZU MEHR GESUNDHEIT UND LEBENSQUALITÄT

Ich habe versucht, zu umreißen, was meine Tätigkeit als Arzt ausmacht. Bei all der beschriebenen Anstrengung genieße ich es ausgesprochen, mit dem Patienten eine bestimmte Vereinbarung zu treffen. Manchmal muss ich einem Patienten klarmachen, dass einschneidende Veränderungen seinerseits erforderlich sind. Andernfalls ist mit einem ungünstigen Verlauf zu rechnen, mit einer weiteren Verschlechterung seiner Gesundheit, die vielleicht sogar zu einem frühen Tod führt. Ich genieße es ausgesprochen, mit den Patienten auf einen Nenner zu kommen. Damit meine ich, dass ich ihre Entscheidung in vollem Umfang akzeptiere, nachdem ich sie entsprechend aufgeklärt habe und mit ihnen das Für und Wider der Möglichkeiten beleuchtet habe. Dabei sehe ich mich ganz klar als Berater und den Patienten als Entscheider.

Manchmal bedeutet das aber auch, dass ich persönlich vielleicht anders entschieden hätte. Es nötigt mir aber regelmäßig Respekt ab, wenn zum Beispiel ein Patient eine nebenwirkungsreiche Chemotherapie, die zwar einen statistischen Gewinn an Lebenszeit verspricht, und die dabei fragwürdige Lebensqualität gegeneinander abwägt und sich klar gegen die Chemotherapie erklärt.

Der eigene Einfluss auf unsere Gesundheit ist um ein Vielfaches größer, als die meisten annehmen oder gar wissen. Ich spreche hier nicht nur von Gesunderhaltung und Krankheitsvermeidung, sondern auch von Lebensqualität bis ins hohe Alter. Die meisten leichten Beschwerden, aber auch viele schlimme Erkrankungen können wir durch Veränderungen des Lebensstils einerseits komplett vermeiden, andererseits aber auch heilen oder zumindest nachhaltig lindern. Da sind keine oder kaum Medikamente mit unangenehmen Nebenwirkungen nötig, sondern es reichen oft schon sanfte Hausmittel, eine Veränderung der Ernährung oder mehr Bewegung. Genau das macht für mich Hausarztmedizin aus: Medizin ohne aufwendigen technischen oder medikamentösen Schnickschnack. Im nächsten Kapitel zeige ich Ihnen anhand von Beispielen aus meiner Praxis, wie das aussehen kann und wie hochwirksam dieses Vorgehen ist.

Wie Medizin auch ohne Schnickschnack heilt

» Das Leben ist bunt und abwechslungsreich und genauso empfinde ich die Arbeit als Hausarzt. Meine Patienten kommen mit vielfältigen Anliegen zu mir. Oft haben sie sich zuvor schon im Internet informiert. Manche haben bereits Behandlungen bei anderen Therapeuten hinter sich. In vielen Fällen komme ich zu ganz anderen Schlüssen oder kann mit ganz »normaler« Medizin helfen, wo teure Alternativmethoden oder riskante Operationen angeboten wurden.

DER HAUSARZT – IHRE ERSTE ADRESSE

Als Hausarzt bin ich die erste Anlaufstelle für meine Patienten, wenn es irgendwo zwickt. Es kommen Menschen mit allen möglichen Problemen, von kleinen Wehwehchen bis zu schlimmen Schmerzen – und das ist auch gut so. Schließlich entpuppt sich manchmal das scheinbare Wehwehchen als erstes Anzeichen einer sehr ernst zu nehmenden Erkrankung, sodass ich den Patienten zum Facharzt oder gar direkt ins Krankenhaus überweisen muss. Umgekehrt haben manche unerträglichen Schmerzen eine einfache Ursache: So gehen zum Beispiel die meisten Beschwerden im Rückenbereich auf zu wenig Bewegung zurück und lassen sich auch am besten dauerhaft kurieren, wenn die Betroffenen diesen Mangel abstellen und körperlich aktiver werden. Dann sind keine teuren Behandlungen und Medikamente mit enormen Nebenwirkungen nötig, sondern einfach nur Eigeninitiative.

Als Hausarzt habe ich die Möglichkeit, krankhafte Vorgänge bei meinen Patienten frühzeitig zu erkennen und Schlimmeres zu verhindern.

Da die Patienten mit unterschiedlichen Anliegen zu mir kommen und zum Glück oft auch nur regelmäßige Gesundheitschecks anstehen, lerne ich sie mit der Zeit immer besser kennen und weiß auch einiges über ihre Lebenssituation und wie die sich über die Jahre verändert. Ich kriege mit, wenn sie ihren Arbeitsplatz verlieren, wenn sie durch einen neuen Job oder die Pflege eines Angehörigen seelisch und körperlich stark belastet sind oder auch wenn freudige Ereignisse wie eine Hochzeit oder die Geburt eines Kindes anstehen. Dieser persönliche Bezug macht meine Arbeit nicht nur spannend, er hilft mir auch bei der Diagnose und der Behandlung.

Wie das in der Praxis läuft, zeige ich Ihnen jetzt an einigen Beispielen. Sie werden sehen, dass die gleiche Ursache, wie Stress, unterschiedliche Auswirkungen haben kann und dass umgekehrt die gleichen Symptome unterschiedliche Ursachen haben können. Sie werden sehen, dass es sinnvoll ist, erst zum Hausarzt und dann zum Facharzt zu gehen, und dass manches, was im Medizinbetrieb als hochwirksam angepriesen wird, zwar viel kostet, aber Ihrer Gesundheit wenig oder gar nichts bringt.

Möglicherweise finden Sie sich oder Freunde und Bekannte sogar wieder und können vergleichen, wie es bei Ihnen abgelaufen ist. Vielleicht stellen Sie aber auch Abweichungen im Rahmen der Diagnostik und vor allem bei therapeutischen Aspekten fest. Da auch in der Medizin viele Wege nach Rom führen, kann das durchaus sein. Womöglich erkennen Sie noch Verbesserungspotenzial bei sich und anderen, dann scheuen Sie sich nicht, Ihren Arzt darauf anzusprechen und zu handeln.

GUT SCHLAFEN – WICHTIG FÜR DIE GESUNDHEIT

SCHLAFLOS IN KÖLN

Mit der Bitte um ein Rezept für Schlaftabletten kommt Mustafa Y. in die Sprechstunde. Der freiberufliche Grafikdesigner hat schon lange Schlafstörungen, die sich aber in den letzten Monaten deutlich verschlimmert haben. Er muss im Job enge Abgabetermine einhalten und steht deshalb stark unter Druck. Laptop und Mobiltelefon hat er immer griffbereit in seiner Nähe, auch nachts im Schlafzimmer. Abends versucht er, vorm Fernseher runterzukommen, und schläft davor auch regelmäßig ein. Im Bett aber liegt er dann gefühlt stundenlang wach und versucht verkrampft, wieder einzuschlafen, schaut dabei ständig auf die Uhr und ärgert sich, dass er seit Stunden nicht schlafen kann. Seine Gedanken kreisen um die Arbeit, um das Nichtschlafenkönnen und zermürben ihn. Erst in den frühen Morgenstunden schläft er ein und wird dann gegen 7.30 Uhr vom Wecker aus dem zerpflückten Schlaf gerissen. Nun ist er natürlich gerädert. Dadurch ist er gereizt, seine Stimmung verschlechtert sich und er fühlt sich zunehmend erschöpft. Seine Gegenmaßnahmen haben die Situation noch verschlimmert: Er trinkt abends Alkohol, um besser einschlafen zu können. Das klappte zunächst zwar, aber morgens fühlte er sich trotzdem nicht erholter. Den Schlafmangel gleicht er teilweise durch einen längeren Mittagsschlaf aus. Der jedoch behindert das Ein- und Durchschlafen in der Nacht.

Nachdem ich organische Ursachen für Herrn Y.s Schlafprobleme ausschließen konnte, lautet die Diagnose: nichtorganische Schlafstörung.

Schlafprobleme nehmen seit Jahren zu, weil viele Menschen unter Dauerstress stehen und sich keine ausreichende Erholung gönnen. Fernsehen wirkt übrigens nicht erholsam.

Um ihm den Leidensdruck zu nehmen und seinen Organismus an einen »richtigen« Schlafrhythmus zu gewöhnen, verschreibe ich ihm die gewünschten Schlaftabletten. Vor allem aber erkläre ich ihm in mehreren Gesprächen, was für einen guten Schlaf nötig ist und was er dafür verändern muss. Wir Mediziner nennen das Schlafhygiene (mehr dazu ab Seite 133). Außerdem empfehle ich ihm eine parallele Behandlung in der »Schlafschule« der Lungenklinik.

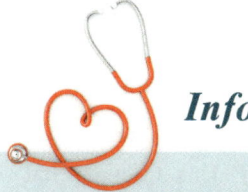

Info

SCHLAFTABLETTEN – MIT VORSICHT ZU GENIESSEN

Die Klassiker bei den Schlaftabletten sind die Benzodiazepine. Als sogenannte Hypnotika haben sie aber ganz erhebliche Nachteile: Sie machen bereits nach 10 bis 20 Tagen abhängig! Hinzu kommt ein Gewöhnungseffekt, sodass Patienten mit der Zeit immer mehr und immer öfter davon brauchen, um die gewünschte Wirkung zu erzielen. Außerdem ist der Schlaf weniger erholsam, weil wir nicht so tief schlafen. Nächtliche Toilettengänge können mit Stürzen einhergehen, weil die Tabletten die Muskeln entspannen. Hypnotika können eine Schlafapnoe (siehe Seite 25) verstärken. In Einzelfällen können sie paradoxe Wirkungen entfalten und das Gegenteil von dem, was sie eigentlich tun sollen, geschieht: Sie halten uns vom Schlafen ab. Neuere Präparate wie die sogenannten Z-Substanzen und Nicht-Benzodiazepine wirken ähnlich bei insgesamt geringeren Nebenwirkungen. Unbedenklich sind sie deshalb aber keineswegs. Auch wenn sie eher die bessere Wahl sind, sollte ihr Einsatz zeitlich klar befristet sein.

Die Schlaftabletten nimmt er in den ersten drei Monaten – zum Glück – höchstens dreimal pro Woche und inzwischen nur noch ein- bis zweimal im Monat.

ZU VIEL SCHLAF IST AUCH NICHT GUT

Mit dem genauen Gegenteil kommt Helmut H. zu mir, allerdings nicht ganz freiwillig, sondern auf sanften Druck seiner Ehefrau: Sie sorgt sich um ihren Gatten, weil er bereits am Esstisch bei den Gesprächen während des Abendessens einnickt! Ein Schelm, wer da nur reine Langeweile vermutet ... nein, es ist ernst: Selbst in Meetings ist der Speditionskaufmann schon eingeschlafen und musste sich dafür vor seinem Chef verantworten – auch weil er seit gut einem Jahr seine Arbeitsziele nicht erreicht. Das Ehepaar hat außerdem seit mehr als zehn Jahren getrennte Schlafzimmer, weil der 59-Jährige so stark schnarcht.

Aber das ist noch längst nicht alles: Helmut H. klagt außerdem über eine erektile Dysfunktion, im Volksmund auch Impotenz genannt, sowie Konzentrationsschwierigkeiten und es stören ihn in letzter Zeit ein unangenehm trockener Mund sowie leichte Kopfschmerzen. Letztere führt er auf seine sitzende Tätigkeit am PC zurück und auf seine schon bekannten Verspannungen von Hals und Nacken.

Ich kenne Herrn H. bereits als Bluthochdruckpatienten, der mit einer Körpergröße von 1,70 Meter und einem Gewicht von 98 Kilo Adipositas Grad I hat, also deutlich zu dick ist. Kein Wunder: Er treibt keinen Sport, gönnt sich aber jeden Abend bis zu drei Flaschen Weizenbier. Vermutlich liegt in seinem starken Übergewicht die Ursache für seine Schlafprobleme.

Aber zunächst untersuche ich Lunge und Blutdruck, analysiere das Blutbild – alles ohne neuen Befund – und schicke ihn zum Hals-

Nasen-Ohren-Arzt: Ich muss sicher sein, dass Herrn H.s obere Atemwege nicht anatomisch verengt sind. Außerdem überweise ich ihn zum Lungenfacharzt mit Verdacht auf »obstruktives Schlafapnoesyndrom«. Tatsächlich bestätigt der Kollege meine Vermutung und im Schlaflabor findet man heraus, dass die Schlafapnoe hauptsächlich in der Rückenlage auftritt.

Oft kommt bei einer solchen Diagnose direkt eine maschinelle Therapie mit Atemgerät zum Einsatz. Das ist für die meisten Patienten sehr unangenehm. Wir probieren deswegen zunächst eine konservative Behandlung, also ohne maschinelle oder chirurgische Eingriffe, und setzen auf Gewichtsverringerung und eine Rückenlageverhinderungsweste.

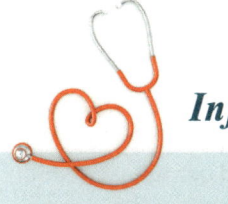

Info

SCHLAFAPNOE

Wenn es im Schlaf zu Aussetzern der Atmung kommt, spricht man von Schlafapnoe. Dadurch wird der Körper in Stress versetzt, der Blutdruck steigt. Außerdem bekommt der Organismus zu wenig Schlaf und die Folgen sind gravierend: Ständige Müdigkeit führt zu Konzentrationsproblemen, die Unfälle im Straßenverkehr auslösen können. Kopfschmerzen und trockener Mund sind typisch. Menschen mit Schlafapnoe schnarchen meist sehr laut – dadurch fällt das Problem oft erst auf. Durch diese Atemstörung steigt das Risiko für die Entwicklung von Bluthochdruck, Herzinfarkt sowie Schlaganfall.

Mit einer Schlafapnoe ist nicht zu spaßen und Herr H. sieht nun ein, dass er etwas gegen seine Fettleibigkeit tun muss, um schlimmere gesundheitliche Folgen und auch einen Jobverlust zu vermeiden. Er steigt zum Beispiel auf alkoholfreies Weizenbier um und geht jetzt täglich nach dem Abendessen mit der Gattin und dem Hund 45 Minuten spazieren. Er versucht, dreimal pro Woche mit dem Rad zur Arbeit zu fahren. Das sind immerhin 60 Kilometer pro Woche. So nimmt er in etwa 16 Monaten 18 Kilo ab!

Das macht sich bezahlt: Morgens fühlt sich Helmut H. bedeutend frischer und ausgeruhter, er schläft tagsüber nicht mehr ein und seine Arbeitsleistung ist wieder im Zielbereich. Die Kopfschmerzen sind weg, die Potenz ist wieder da und ich kann seine Blutdruckmedikation halbieren, weil sich der Bluthochdruck stark verringert hat. Wenn er sein Gewicht noch weiter normalisiert, können wir sogar versuchen, die Tabletten ganz wegzulassen.

Da Herrn H.s Atmung vor allem in der Rückenlage aussetzte, bekommt er außerdem eine spezielle Weste, die ihn durch eine Art Päckchen auf dem Rücken dazu bringt, dass er auf der Seite statt auf dem Rücken liegt. Das ist anfangs gewöhnungsbedürftig, aber mittel- und langfristig effektiv. Die letzte Kontrolle beim Lungenfacharzt zeigt ein stabiles Bild: Eine maschinelle Therapie mit speziellem Atemgerät ist weiterhin nicht erforderlich. Für die nächste Kontrolle planen wir die Untersuchung ohne lästige Rückenlageverhinderungsweste. Vielleicht geht es zukünftig auch ohne dieses Utensil.

EINFACH ZU VIEL UM DIE OHREN?
Auch Susanne H. klagt über ständige Müdigkeit, Abgeschlagenheit und Antriebsarmut. Außerdem ist ihr selbst in gut geheizten Räumen oft kalt. Ihre Haut ist trocken geworden, ihr Haar brüchig, die 44-Jährige hat zugenommen und leidet öfter unter Verstopfung,

obwohl sie an ihrer Ernährung nichts geändert hat. Das alles führt die alleinerziehende Mutter auf ihre Überlastung zurück: Beruf, Haushalt, zwei Kinder und Stress mit deren Vater haben zu Schlafmangel geführt.

Die Blutuntersuchung im Labor ergibt neben leicht erhöhten Fettwerten einen auffällig hohen TSH-Wert. – Das Thyreoidea stimulierende Hormon (= TSH) reguliert die Bildung der Hormone, die die Schilddrüse steuern. – Auch die anderen Schilddrüsenwerte sind nicht im Normbereich. Die Sonografie, also der Ultraschall, der Schilddrüse zeigt das typische Muster von Hashimoto. Das ist eine Autoimmunerkrankung der Schilddrüse. Andere Autoimmunerkrankungen wie Gastritis mit Vitamin-B_{12}-Mangelerscheinungen, Vitiligo (Weißfleckenerkrankung der Haut) oder Nebennierenerkrankungen konnte ich ausschließen. Die Diagnose lautet also nicht Überlastungssyndrom, wie Susanne H. vermutet hätte, sondern manifeste Hypothyreose, Autoimmunthyreoiditis Hashimoto (klinisch symptomatische SD-Unterfunktion aufgrund einer autoimmunen Erkrankung).

Behandelt wird Hashimoto in der Regel mit Tabletten, die die Schilddrüsenhormone ergänzen oder ersetzen. Wie hoch die Dosis sein muss, sagt der Laborbefund leider nicht. Wir beginnen mit einer niedrigen Dosierung und tasten uns an den tatsächlichen Bedarf heran. Der Körper braucht eine Weile, um sich neu einzustellen, sodass zu Beginn alle sechs bis acht Wochen Laborkontrollen nötig sind. Da Hashimoto bis jetzt nicht heilbar ist, muss Susanne H. die Tabletten lebenslang einnehmen und die Schilddrüsenwerte zweimal jährlich überprüfen lassen.

VON RÜCKENSCHMERZEN UND GELENKPROBLEMEN

BANDSCHEIBENVORFALL: ES GEHT AUCH OHNE OP

Als Konstantin P. zu mir in die Praxis kommt, ist er stark verunsichert – zu Recht, wie sich herausstellt. Der 52-Jährige ist in seinem Beruf als leitender IT-Produktmanager stark gefordert und sitzt extrem viel. Seit über einem Jahr hat er bei Belastungen Rückenschmerzen im Bereich der Lendenwirbelsäule, ohne dass eine Verletzung – wir Ärzte sagen Trauma – vorausgegangen wäre. Diese Schmerzen hat er ignoriert, bis sie vor zwei Wochen deutlich zugenommen haben: Jetzt treten sie auch im Ruhezustand anhaltend auf und strahlen bis in den vorderen Oberschenkel, begleitet von einem unangenehmen Kribbeln. Das hat ihn so beunruhigt, dass er direkt zum Orthopäden gegangen ist. Der hat Herrn P. zum MRT der Lendenwirbelsäule überwiesen. Der Befund hört sich für ihn dramatisch an: Bandscheibenvorfall in Höhe des dritten Lendenwirbels (L3) mit Kontakt zum Nervenwurzelaustritt aus der Lendenwirbelsäule.

Mit diesem Ergebnis geht er zum Neurochirurgen und dieser rät ihm zur OP. Dass Operationen an der Wirbelsäule, in der das Rückenmark mit all seinen Nervensträngen verläuft, kein Spaziergang sind, hat sich in der breiten Bevölkerung herumgesprochen. So kommt Herr P. unter Schmerzen zu mir, um eine andere ärztliche Meinung zu hören.

Da er keine Lähmungserscheinungen, keine Stuhl- oder Urininkontinenz hat und seine muskuläre Kraft voll erhalten ist, rate ich dazu, es zunächst mit einer konservativen Behandlung statt sofort mit einer OP zu versuchen.

Wir besprechen eine Schmerztherapie für die nächsten zwei Wochen mit 600 mg Ibuprofen dreimal täglich. Parallel beraumen wir Akupunktur mit zwei Sitzungen pro Woche an und eine Physiotherapie, ebenfalls zweimal pro Woche. Die Übungen, die er dort lernt, soll er täglich auch zu Hause machen. Unser Ziel ist, seine allgemeine Mobilität zu erhalten, um einen rasch einsetzenden Abbau der stabilisierenden Rückenmuskulatur zu verhindern. Schon nach drei Wochen kann Herr P. die Medikamentendosis deutlich verringern und nach drei Monaten ganz absetzen. Heute ist er schmerzfrei und von einer OP ist nicht mehr die Rede. Damit das so bleibt, versucht er diszipliniert, die wichtigen Übungen beizubehalten.

Akupunktur wird bei bestimmten Beschwerden von der Krankenkasse übernommen. Dazu gehören Schmerzen im Bereich der Lendenwirbelsäule sowie aufgrund einer Arthrose im Kniegelenk. Voraussetzung dafür ist, dass das Erkrankungsbild nachweislich seit sechs Monaten besteht.

VIEL GELD FÜR WENIG WIRKUNG – DAS MUSS NICHT SEIN

Ingrid L. leidet seit Jahren unter chronischen und zunehmenden Rückenschmerzen am thorakolumbalen Übergang (dem Übergang von der Brust- zur Lendenwirbelsäule), die bei Belastung auftreten. Ihr Orthopäde diagnostizierte eine degenerative Wirbelsäulenerkrankung mit ausgeprägter Arthrose der Facettengelenke (der kleinen Gelenke zwischen den einzelnen Wirbelkörpern). Er empfahl ihr eine rund 1000 Euro teure Individuelle Gesundheitsleistung, abgekürzt IGeL – in diesem Fall eine PST (pulsierende Signaltherapie, Magnetfeldtherapie). Er könne eine hohe Wirksamkeit und Schmerzfreiheit in Aussicht stellen. IGeL, **I**ndividuelle **Ge**sundheits-**L**eistungen, werden nicht von der Krankenkasse übernommen. Sie müssen sie also immer selbst zahlen (mehr dazu ab Seite 179).
Frau L. nimmt sich vor der schriftlichen Einwilligung zum Behandlungsvertrag eine Bedenkzeit und nutzt diese, um zur Bera-

tung in meine Sprechstunde zu kommen. Grundsätzlich begrüße ich es ausdrücklich, wenn Patienten vor der Entscheidung für eine schwerwiegende OP oder eine teure Behandlung meinen Rat einholen. In diesem Fall habe ich mich besonders gefreut, weil ich mehrere Patienten habe, die mir erst nach der PST davon berichteten – alle ohne Therapieerfolg!

Also rate ich ihr klar und deutlich von der PST ab, weil es keine gesicherten Belege für die Wirkung dieser Behandlungsmethode gibt. Kein einziger mir bekannter Patient hat dauerhaft davon profitiert. Stattdessen verordne ich ihr 18 Einheiten Physiotherapie und sie erhält zusätzliche Anleitung zum Training der tiefen Rückenmuskulatur, die unsere Wirbelkörper stabilisiert. Parallel bekommt sie insgesamt 15 Sitzungen Akupunktur. An die Physio schließen 50 Einheiten Rehasport an. Sie nimmt sich nun täglich 30 Minuten für ihre Übungen und ist seither die meiste Zeit von den Rückenschmerzen befreit. Die ganze Behandlung wurde von der Krankenkasse übernommen und die gesparten 1000 Euro hat sie in eine Studienreise investiert, die sie schmerzfrei genießen konnte.

ICH HABE KNIE

Als Raumausstatterin arbeitet Monika L. oft auf den Knien. Inzwischen 61 Jahre alt, fordert diese Belastung ihren Tribut: Seit etwa einem Jahr schmerzt ihr rechtes Knie immer mehr, und zwar so stark, dass sie ihr Nordic Walking aufgegeben und in den letzten drei Monaten vier Kilo zugenommen hat. Mittlerweile liegt ihr BMI bei 31 (mehr zum BMI auf Seite 141).

Sie war mit ihren Beschwerden zunächst beim Orthopäden und der diagnostizierte eine mittelgradige Gonarthrose (Kniegelenkarthrose). Er hat ihr eine Arthroskopie mit Knorpelglättung und Gelenktoilette (Spülung der Gelenkflüssigkeit) empfohlen.

Da Frau L. sich mit diesem Behandlungsvorschlag nicht auf Anhieb wohlfühlt, fragt sie mich um Rat. Meine Untersuchung ergibt bei ihr eine aktivierte Gonarthrose rechts, ihr Gelenk ist also durch die Arthrose aktuell entzündlich gereizt.

Eine Arthroskopie ist eine endoskopische Behandlung eines Gelenks im Rahmen eines operativen Eingriffes samt Anästhesie. Durch einen kleinen Schnitt wird ein Röhrchen mit Kamera und Behandlungswerkzeug ins Gelenk eingeführt.

Ich empfehle eine kurzfristige antientzündliche Therapie mit 75 mg Diclofenac zweimal täglich. Zusätzlich bekommt sie Magensäureblocker (Protonenpumpeninhibitoren, PPI), weil sie bereits eine bakterielle Entzündung der Magenschleimhaut hinter sich hat. Ausdrücklich weise ich sie auf die möglichen Nebenwirkungen dieser Schmerztabletten und die typischen Warnzeichen hin. Außerdem empfehle ich ihr für das Gelenk kühlende Wickel, ein altes, bewährtes Hausmittel, und vorübergehend eine Schonung des Knies.

Eine dauerhafte Entlastung für das Gelenk wäre ein geringeres Körpergewicht. Wir besprechen deswegen ausführlich Maßnahmen zum Abnehmen. Ziel ist ein BMI um 25, also Normalgewicht. Dabei soll Frau L. bewusst auf Lebensmittel verzichten, die den Entzündungsstoffwechsel nachteilig beeinflussen, wie Schweinefleisch. Gleichzeitig soll sie auf antientzündliche Nahrungsmittel setzen wie fette Seefische (Lachs, Makrele, Hering) und gesunde Öle wie Leinöl oder Weizenkeimöl sowie geringe Mengen Walnüsse. Sie enthalten wichtige Omega-3-Fettsäuren. Kurkuma und dunkle Beeren liefern zusätzlich antioxidativ wirkende Flavonoide. Auch sie können Entzündungsprozesse in unserem Körper lindern.

Auch eine gute Beinmuskulatur entlastet das Gelenk, weil sie stützt. Sie soll durch Krankengymnastik gezielt aufgebaut werden. Zwei Wochen später, nachdem die Entzündung abgeklungen und der

Schmerz in Ruhe verschwunden ist, wird die Krankengymnastik intensiver. Außerdem rate ich Frau L. wieder zum gemäßigten Nordic Walking, denn das hilft nicht nur beim Abnehmen, sondern auch dem Gelenk. Wichtig ist, nicht zu übertreiben: Die Regelmäßigkeit ist wertvoller als die Intensität.

Gelenke leben von der Bewegung, denn nur dann werden die Knorpelschichten des Gelenks ausreichend von der Gelenkschmiere umspült und so ernährt.

Drei Monate später hat Monika L. sechs Kilo abgenommen, geht dreimal pro Woche für 45 Minuten zum Nordic Walking und macht zweimal pro Woche die gelernten Übungen zur Muskelstabilisierung. Auch ohne Arthroskopie sind die Schmerzen verschwunden!

»INNERE WERTE«

ECHTE LEBENSMITTEL STATT TEURER NAHRUNGSERGÄNZUNG

Markus K. steht beruflich unter hohem Zeitdruck: Der stellvertretende Abteilungsleiter und Vermögensberater bei der Sparkasse hat neben der individuellen Kundenberatung auch regelmäßige Personalgespräche, Meetings mit Vorgesetzten und Schulungsaufträge für Auszubildende auf dem Zettel. Dadurch kommt der 39-Jährige nicht zu einer geregelten, ruhigen Mittagspause. Er isst vorrangig Fast Food und ungesunde Snacks zwischendurch – gern mittags von der Imbissbude im Gehen und als Nachtisch einen Schokoriegel zum Kaffee. Abends gönnt er sich öfter einen Gin, um »runterzukommen«. Trotzdem hat er bisher nur leichtes Übergewicht und einen BMI von 27.

Dass das nicht optimal ist, weiß er. Um überhaupt etwas Gesundes aufzunehmen, schluckt er täglich mehrere hochpreisige Vitaminpräparate aus der Apotheke. Mit diesen Nahrungsergänzungsmitteln beruhigt er sich und sein schlechtes Gewissen.

Als Herr K. zu mir kommt und um einen Check-up bittet, ergibt dieser ein altersgerechtes Bild, bis auf das leichte Übergewicht. Der Organbefund im Ultraschall ist unauffällig, allerdings erscheint das Lebergewebe leicht verfettet. Dazu passt, dass die Laboruntersuchung des Bluts eine leichte Hyperlipidämie (erhöhte Blutfettwerte) ergibt. Zudem sind die Leberwerte etwas zu hoch. Eine virale oder autoimmune Hepatitis können wir ausschließen. Das Ergänzungslabor für die zusätzlich gewünschten

Check-ups außerhalb der Vorsorgeintervalle müssen Patienten normalerweise selbst bezahlen, ebenso wie die Laborwerte von Vitaminen. Anders sieht es aus, wenn der Arzt sie für eine Diagnose benötigt, sie also medizinisch indiziert sind.

Vitamine zeigt erhöhte Werte für die Vitamine B_6 und B_{12}. Die restlichen Vitamine liegen im obersten Normalbereich. Sein Blut spiegelt also eins zu eins seinen Ernährungsstil wider: schlechte Leberwerte durch zu viel Junkfood kombiniert mit Alkohol am Abend, hohe Vitaminwerte durch die Ersatzpillen.

In einem ausführlichen Beratungsgespräch erläutere ich Markus K. die Zusammenhänge. Die Ergebnisse bereiten ihm jetzt zwar keine Schmerzen, werden sich aber mittel- und langfristig negativ auf seine weitere Gesundheit auswirken. Deshalb empfehle ich ihm, den Alkoholkonsum ganz entscheidend zu reduzieren und seine Ernährung konsequent umzustellen: Statt auf Döner oder Pizza soll er auf selbst gekochtes Essen nach dem Vorbild der mediterranen Kost (siehe Seite 146) setzen. Wichtig ist allerdings nicht nur, was er isst, sondern wie: nicht im Stehen und Gehen, sondern sitzend in einer ausreichenden, ruhigen Pause.

Außerdem rate ich zu regelmäßiger Bewegung auf moderatem Niveau, denn bisher ging er nur gelegentlich am Wochenende mal eine Runde joggen.

Ein halbes Jahr später kommt Herr K. zur Kontrolle: Er fühlt sich fitter, vitaler, ausgeruhter und vor allem insgesamt wohler – und die Überprüfung bestätigt das. Die Laborwerte haben sich komplett normalisiert. Das Echomuster der Leber hat sich verbessert und der BMI liegt jetzt bei 25. Außerdem kann Markus K. monatlich 150 Euro für Vitamine und andere Nahrungsergänzungen sparen – übers Jahr ein Betrag, der locker für einen zweiwöchigen Urlaub reicht.

POLLENALLERGIE? ODER DOCH ASTHMA?

Christoph F. geht es wie vielen Menschen im Frühling, wenn die Bäume grünen und blühen: Seit vier Jahren reagiert er von Jahr zu Jahr allergischer auf die Pollen. Inzwischen leidet er phasenweise unter Luftnot und nachts unter pfeifenden Atemgeräuschen. Er fühlt sich dadurch abgeschlagen und müde und seine Leistungen als Diplom-Ingenieur sind gesunken.

Bevor er mit diesen Beschwerden zu mir kam, hatte er eine Heilpraktikerin aufgesucht. Sie tippte genau wie er selbst auf eine Pollenallergie und empfahl ihm eine individuelle »Ausleitungstherapie« und ergänzend für mehrere Hundert Euro eine Bioresonanztherapie. Nach der körperlichen Untersuchung und einem Lungenfunktionstest ergibt sich für mich jedoch der Verdacht auf eine pollenbedingte verengende Atemwegserkrankung, im Medizinerdeutsch: ein extrinsisches pollenassoziiertes Asthma bronchiale. Diese Diagnose haben die Untersuchungen beim Lungenfacharzt und Allergologen bestätigt, zu dem ich ihn überwiesen hatte. Ganz genau handelt es sich um eine Allergie gegen Birkenpollen.

Gegen Allergien werden im Bereich der Alternativmedizin viele »Behandlungen« angeboten, die zwar teuer sind, aber nichts bewirken.

Mein Therapievorschlag setzt im ersten Schritt bei den Symptomen an. Ich rate Herrn F., die Pollendosis mit einfachen Maßnahmen zu verringern. Er soll: sich abends abduschen und vor allem die Haare waschen, um die Pollen im Schlaf nicht ins Kissen zu reiben und zu inhalieren; die Kleidung des Tages nicht im Schlafzimmer aufbewahren (das Gleiche gilt für seine Partnerin, die ja auch Pollen an Kleidung und Haaren ins Schlafzimmer trägt); den Staubsauger mit entsprechendem Pollenfilter ausrüsten; das Fenster mit Pollenschutzflies versehen. In den Hochzeiten seiner Allergie empfehle ich ihm, abends ein antiallergisches Mittel einzunehmen und vorübergehend ein cortisonhaltiges Asthmaspray sowie bei Bedarf ein atemwegserweiterndes Spray zu nutzen. Damit kann er die Akutphasen gut beherrschen.

Im zweiten Schritt wollen wir ab Herbst die Ursache bekämpfen, also die Überempfindlichkeit gegen Birkenpollen: mit einer spezifischen Immuntherapie (SIT), allgemein besser als Desensibilisierung bekannt. Für diese Behandlung braucht Herr F. ein wenig Geduld, aber schon im ersten Jahr fallen seine Symptome deutlich »sanfter« aus. Später kann die Asthmatherapie beendet werden und nach dreieinhalb Jahren SIT sind die belastenden Allergiebeschwerden verschwunden. Statt einer reinen Symptomtherapie wie bei den teuren Ausleit- und Bioresonanztherapien – beide Methoden sind wissenschaftlich nicht belegt und ohne Nutzennachweis – haben wir erfolgreich die Ursache behandelt.

EIGENTLICH NUR EIN FITNESSCHECK
Einmal im Jahr kommt Sebastian K. zu mir in die Praxis. Der 38-Jährige ist als selbstständiger Einzelhandelskaufmann privatversichert und braucht einen jährlichen Fitnesscheck, damit er die Rabatte seiner Krankenversicherung weiterhin erhält. Bislang ergaben die Untersuchungen keine nennenswerten gesundheitlichen Probleme, aber dieses Mal liegt der Cholesterinwert bei 263 mg/dl und damit deutlich über dem »erlaubten«, derzeit gültigen Grenzwert von 200 mg/dl. Die Diagnose lautet Hypercholesterinämie und die kostet Sebastian K. spürbare mehrere Hundert Euro pro Jahr an Prämie bei seiner Versicherung. Viel wichtiger ist natürlich, dass diese Werte ihn auch seine Gesundheit kosten können.
Wie konnte es dazu kommen und vor allem wie bekommen wir den Wert wieder in den Normbereich? Vor sechs Jahren beim Abschluss der Versicherung waren Herrn K.s Blutwerte noch normal. Seither allerdings hat er sein Geschäft eröffnet und – wie er sagt, »stressbedingt« – acht Kilo zugenommen. Er isst nun seine Hauptmahlzeit abends mit seinem Partner zusammen, bewegt sich weniger und

gönnt sich tagsüber eher »Nervennahrung« in Form von Schokolade, Kuchen und Süßigkeiten zwischendurch. Für Sport bleibt ihm nur noch der Sonntag, an dem er sich aber nur selten dazu aufraffen kann. Wir besprechen verschiedene Möglichkeiten, um den Cholesterinspiegel zu senken. Dabei steht die Verbesserung von Herrn K.s Ernährung im Zentrum. Ich empfehle ihm, sich mittags ganz bewusst eine Stunde Pause zu gönnen. Er soll Transfettsäuren meiden, die erheblich in Fertiglebensmitteln vorkommen und negativen Einfluss auf unsere Blutfette haben. Statt zu Pizza vom Lieferservice oder dick mit Remoulade bestrichenen Käsebrötchen vom Bäcker an der Ecke rate ich ihm, sich auf die Vorzüge der mediterranen Kost mit viel Gemüse und Fisch (siehe Seite 146) zu konzentrieren. Er kann sich auch am Vortag gekochtes Essen mitbringen und soll auf jeden Fall genügend Ballaststoffe zu sich nehmen. Sie binden die Gallenfarbstoffe im Darm und scheiden sie so vermehrt mit dem Stuhl aus. Ansonsten würden nämlich bis zu 90 Prozent im Darm rückresorbiert, also wieder vom Körper aufgenommen. So aber ist die Leber gezwungen, neue Gallenfarbstoffe zu produzieren, und dafür braucht sie im Körper vorhandenes Cholesterin als geeigneten Baustoff. Mit Ballaststoffen kann Herr K. seinen Cholesterinspiegel effektiv senken. Bei Heißhungerattacken soll er statt ungesunder »Nervennahrung« ein großes Glas Wasser trinken.

Diese Tipps setzt er in den nächsten Wochen erfolgreich um. Außerdem läuft er jetzt mit seinem Partner samstags und sonntags gemeinsam eine Stunde, setzt also auf Stressabbau durch moderates Ausdauertraining. Nach fünf Monaten hat er sechs Kilo abgenommen und sein Cholesterin liegt wieder bei 183 mg/dl: Der Bonus ist ihm im nächsten Jahr also sicher.

Zu hohe Cholesterinwerte sind ein Risiko für Ihre Herzgesundheit, das Sie unbedingt ernst nehmen sollten.

Das Beste aus meiner Hausarztpraxis

» Obwohl es zahllose gesundheitliche Beschwerden gibt, ist die Zahl der Krankheiten, die viele Menschen in Deutschland quält, trotzdem recht überschaubar. Ich schätze, von diesen Erkrankungen sind rund zwei Drittel »hausgemacht«: Sie entwickeln sich, weil wir nicht auf die ersten Anzeichen geachtet und guten Rat in den Wind geschlagen haben. Um diese sogenannten Zivilisationskrankheiten geht es im folgenden Kapitel und darum, wie Sie sie – in Zusammenarbeit mit Ihrem Hausarzt – vermeiden, lindern oder gar heilen können.

HERZ UND KREISLAUF – UNABDINGBAR

Ohne das Herz läuft gar nichts. Nur durch den regelmäßigen Herzschlag gelangen über den Blutkreislauf Sauerstoff und Nährstoffe in all unsere Zellen. Wenn es aufhört zu schlagen, sind wir tot.

Aber gleichzeitig gesteht die Natur uns eine deutlich längere Spanne zu als 81,2 Jahre: So hoch ist aktuell die durchschnittliche Lebenserwartung in Deutschland. Die vielen sehr alten Menschen, die auch noch mit über 90 oder gar 100 Jahren geistig und körperlich gesund sind und oft noch selbstständig zu Hause wohnen, sind lebende Beweise dafür.

Wissenschaftler streiten heftig darüber, wie alt wir wohl werden können. 122 Jahre sind bisher als Höchstalter dokumentiert.

Auch unter meinen Patienten gibt es einige weit über 90, die keine hilfsbedürftigen Tattergreise sind, sondern lebensfrohe alte Menschen mit einem großen Erfahrungsschatz. Sie zeigen: Wir können viel dafür tun, dass wir nicht unnötig früh an einem Herzinfarkt sterben oder durch einen Schlaganfall pflegebedürftig werden.

Tatsächlich werden 80 bis 90 Prozent aller Herz-Kreislauf-Erkrankungen und 90 Prozent aller Herzinfarkte durch den eigenen Lebensstil verursacht. Mit Medikamenten kann ich als Arzt zwar gegensteuern und unterstützen, aber ich versuche immer, meine Patienten zur Eigeninitiative zu motivieren: Langfristig ist die Anpassung des eigenen Lebens an die gesundheitlichen Bedürfnisse die Maßnahme, die den besten Erfolg und auch das meiste Wohlbefinden bringt.

Zugegeben: Das ist vor allem anfangs in der Umstellungsphase nicht immer einfach, aber die Patienten, die es geschafft haben, bestätigen mir immer wieder, wie viel besser es ihnen ohne Medikamente geht oder wie froh sie sind, dass eine OP doch nicht notwendig wurde.

Herz-Kreislauf-Erkrankungen gehören in Deutschland mit rund

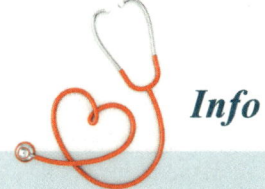

Info

MEIN TIPP: ZAHNGESUNDHEIT IST GUT FÜRS HERZ

Schon lange als wissenschaftlich anerkannt gilt, dass Entzündungen Herz-Kreislauf-Erkrankungen auslösen können. Auch eine schwelende Entzündung im Mundbereich scheint sich über Jahre negativ auf unsere Herzgesundheit auszuwirken. Menschen, die sich mindestens dreimal täglich die Zähne putzen, bekommen seltener Vorhofflimmern (eine mit steigendem Alter zunehmende Herzrhythmusstörung der Herzvorhöfe) und Herzinsuffizienz. Außerdem gehen ein krankhafter Zahnstatus und eine chronische Parodontitis (Zahnfleischentzündung) mit erhöhtem Blutdruck einher. Das sind die Ergebnisse von Studien, die den Zusammenhang zwischen unserer Zahn- und unserer Herzgesundheit untersuchten. Also ran an die Zahnbürste!

---

36 Prozent zu den häufigsten Todesursachen. Das Tückische daran ist: Sie fangen alle vermeintlich harmlos und meist unbemerkt an – mit zu hohem Blutdruck. Unbehandelt führt dieser oft zu Durchblutungsstörungen und dann zur koronaren Herzerkrankung, also zur verminderten Blutversorgung des Herzmuskels. Herzrhythmusstörungen, Herzinsuffizienz (verminderte Pumpleistung des Herzens), Herzinfarkt und Schlaganfall können folgen und ohne Behandlung zum Tod

Es existiert eine direkte Beziehung zwischen der Höhe des Blutdrucks und der Sterblichkeit. Das Risiko, dass wir im Lauf unseres Lebens eine arterielle Hypertonie, so der Fachbegriff, entwickeln, liegt bei rund 90 Prozent! Jeder zweite Deutsche über 60 Jahre hat erhöhte Blutdruckwerte.

führen. All diese Krankheitsbilder schauen wir uns im Folgenden an. Ausführlicher und genauer lenken wir unseren Blick zuerst auf den Bluthochdruck: Er ist fast immer die Grundursache für nachfolgende Herzerkrankungen. Wenn Sie ihn gut im Griff haben, sind Sie auf dem Weg zu einer Verbesserung Ihrer Gesamtprognose einige Schritte weitergekommen.

BLUTHOCHDRUCK – DER HEIMLICHE KILLER
Karl-Heinz W. kam eigentlich nur zu den allgemeinen Vorsorgeuntersuchungen alle zwei Jahre – bis bei einem denkwürdigen Grillabend in seinem Freundeskreis ein Kegelbruder von den unzähligen Fehlerquellen bei der Blutdruckselbstmessung berichtete. Zu Demonstrationszwecken hatte er sein neues Messgerät gleich mitgebracht.

Es kam, was kommen musste: Herr W. wurde – glücklicherweise! – zur Testperson auserkoren und lieferte prompt einen stattlichen Wert von 162/95 mmHg. (Als letzter hochnormaler Wert gilt 139/89 mmHg.) Zunächst tat er das mit der Situation ab: Er fühle sich vom Rest der Versammlung ein wenig kritisch beäugt. Doch auch die Kontrollen erbrachten dieses erhöhte Blutdruckniveau. Über das kommende Wochenende lieh er sich das Gerät vom Freund und begab sich in eine regelrechte Kontrollspirale: Er füllte ein stattliches Protokoll mit Blutdruckwerten und Uhrzeiten nebst Auflistung der jeweiligen Aktivität. Seine Aufzeichnungen zeigten ein deutliches Ergebnis: Kein einziger Wert lag im Normbereich. Dieser Umstand ließ sich auch nicht mit dem Phänomen der sich selbst erfüllenden Prophezeiung erklären. Dabei erwartet ein Patient regelrecht einen pathologisch erhöhten Blutdruckwert und genau dies trifft dann auch zu. Das wiederum erhöht den psychischen Druck aus Sorge vor der nächsten Blutdruckmessung.

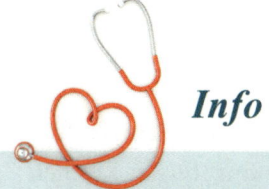

Info

KORREKTES BLUTDRUCKMESSEN

Damit Sie bei Ihren Blutdruckmessungen auch exakte Werte erhalten, verwenden Sie bitte nur Geräte mit Prüfsiegel, etwa der Deutschen Hochdruckliga oder der Stiftung Warentest. Außerdem sollten Sie etwa 10 Minuten vorher keinen Kaffee, schwarzen Tee oder Nikotin konsumiert haben. Dann gehen Sie folgendermaßen vor:

- Messen Sie möglichst immer **zur selben Uhrzeit**.
- Bevor Sie messen, sollten Sie **mindestens fünf Minuten** ruhig sitzen.
- Stellen Sie die **Beine entspannt nebeneinander**, nicht überkreuz.
- Die **Manschette sollte auf Herzhöhe sein** – das ist sie bei Oberarmmessgeräten sowieso, wenn die Hand auf dem Oberschenkel ruht. Bei Handgelenkgeräten heben Sie das Handgelenk entsprechend an oder legen es einfach an die andere Schulter.
- Die **erste Messung sollte an beiden Armen erfolgen**, weitere Kontrollen dann am Arm mit dem höheren Ausgangswert.
- Zunächst **messen Sie dreimal im Abstand von ein bis zwei Minuten** und notieren den Mittelwert der letzten beiden Messungen.
- Eine **weitere Kontrollmessung** sollten Sie frühestens nach 30 bis 60 Sekunden ergänzen.
- **Morgens sollten Sie *vor* der Einnahme von blutdrucksenkenden Mitteln messen**, damit auch dieser Wert erfasst wird: Er hat Aussagekraft zur Prognose, also für die Wahrscheinlichkeit von fatalen Ereignissen wie Herzinfarkt oder Schlaganfall.

Optimal ist ein Blutdruck bis 120/80 mmHg. Dieser Wert ist aber nicht immer ohne Nebenwirkungen durch Medikamente zu erreichen. Insofern gilt in Deutschland als primäres Ziel ein Blutdruck < 140/90 mmHg. Für Senioren über 80 Jahre tolerieren wir Werte bis < 150/90 mmHg.

Am Montagmorgen war Herr W. der Erste in meiner Sprechstunde. Seine Wangen glühten auffällig rot und ein leichter Schweißfilm bedeckte seine Stirn – typische, aber keine eindeutigen Zeichen für Bluthochdruck. Die Stimme spiegelte seinen inneren Druckzustand regelrecht wider. Ich verglich die Werte meiner letzten Untersuchungen, die aber bereits zwei Jahre zurücklagen. Damals war noch alles im Lot: Seine Werte lagen mit 128/76 mmHg im grünen Bereich. Meine neue Messung bestätigte jetzt jedoch seine Aufzeichnungen vom Wochenende. Ich kam sogar auf 175/105 mmHg und auch die Kontrolle nach weiteren 15 Minuten in ruhiger, sitzender Position bekräftigte diese Erhöhung des Blutdrucks. Natürlich musste ich eine zusätzliche Abweichung der Werte nach oben wegen der inneren Anspannung einkalkulieren, aber hinnehmbar waren diese Werte wahrlich nicht.

Bei akutem Stress und Aufregung steigt der Blutdruck immer. Da für die meisten Menschen ein Arztbesuch nichts Normales ist, geht der Blutdruck besonders zu Beginn der Konsultation hoch, sinkt aber oft nach 10 bis 15 Minuten wieder.

Ich ergänzte zur Diagnostik ein EKG, eine Laboruntersuchung des Bluts, einen Ultraschall der inneren Organe und eine 24-Stunden-Langzeit-Blutdruckregistrierung. Sie war zwar etwas hinderlich für Herrn W., weil das Gerät tagsüber alle 15 Minuten misst, nachts immerhin noch alle 30 Minuten und Fehlmessungen wiederholt werden. Das schränkt die Schlaf- und Erholungsqualität schon deutlich ein. Aber durch diese Untersuchung gelingt es, die wichtige Nachtphase des Blutdrucks aufzuzeichnen und Schlüsse über das 24-Stunden-Spektrum zu ziehen. Anders komme ich schlichtweg nicht an diese aussagekräftigen Werte. Es ist ja keinem Patienten zuzumuten, nachts selbstständig und wiederholt den Blutdruck zu messen.

In der Zusammenschau aller Untersuchungsergebnisse lag bei Herrn W. eine primäre mittelgradige arterielle Hypertonie vor. Die mittelgradige Hypertonie bezeichnet ein Blutdruckspektrum von 160/95 mmHg bis maximal 179/109 mmHg. Danach folgt die hochgradige arterielle Hypertonie mit noch höheren Werten. Verstehen Sie es so: Je höher das Blutdruckniveau, desto größer ist Ihr Risiko für Organschäden und Folgeerkrankungen.

In rund 95 Prozent der Fälle findet sich keine eindeutig verursachende Erkrankung für die arterielle Hypertonie. Deswegen wird sie medizinisch als »primär« bezeichnet. Im Gegensatz dazu liegen bei einer sekundären Hypertonie andere Erkrankungen vor, die verantwortlich für den erhöhten Blutdruck sind. Zum Beispiel löst eine Verengung der Nierenarterie eine hormonelle Signalkette aus, sodass der Blutdruck zum Teil massiv ansteigt, um die Niere ausreichend mit Blut zu versorgen. Mit nur 5 Prozent sind die sekundären Hypertonien recht selten. Sie dürfen aber bei der Abklärung der Ursachen nicht übergangen werden, weil sie natürlich eine ganz andere Behandlung erfordern.

Nicht umsonst wird die arterielle Hypertonie als der »stille Killer« bezeichnet und führt schlimmstenfalls zu einem Schlaganfall oder akuten Herzinfarkt oder einer akuten Pumpschwäche des Herzens wegen der massiven Überlastung durch ebendiesen viel zu hohen Blutdruck. In allen Fällen hat der erhöhte Druck über Jahre bis Jahrzehnte gravierende Schäden am Herz-Kreislauf-System hinterlassen und dadurch zu erheblichen Folgeerkrankungen geführt.

Der Zufallsbefund an einem eigentlich gemütlichen Grillabend machte meinen Patienten von einem Moment zum anderen zum chronisch kranken Mann. Rückblickend war es ein glücklicher Umstand. Denn wir konnten bei Herrn W. gravierende Organschäden ausschließen und diese bestmöglich für die Zukunft verhindern.

Durch das richtige Verhalten den Blutdruck senken
Welche Konsequenzen ergaben sich für Herrn W. und seine primäre mittelgradige arterielle Hypertonie? Da sie keine organische Ursache hat, muss ich davon ausgehen, dass mehrere Faktoren zusammen für den abweichenden Blutdruck verantwortlich sind. Wir Ärzte sprechen dann von einer »multifaktoriellen Genese«. Mehrere Ursachen bieten auch mehrere Ansatzpunkte für die Behandlung. Hier kommt der persönliche Lebensstil ins Spiel mit den Faktoren Gewicht und Ernährung, Alkohol, Nikotin, Bewegung und Medikamente.
Blutdrucksenkendes Verhalten ist die Basis jeder Blutdrucktherapie. Wenn es gut läuft, können Sie sogar ganz auf Medikamente verzichten. Zumindest werden Sie die Dosierungen oder die Kombinationen der Einzelwirkstoffe deutlich reduzieren können. Oft ist sogar eine besser verträgliche Therapie mit weniger oder keinen Nebenwirkungen realisierbar. Die Deutsche Hochdruckliga hat wissenschaftliche Studien zu diesem Thema ausgewertet und Empfehlungen ausgesprochen. Sie beziffert das Potenzial der einzelnen Veränderungen ganz konkret mit Werten, um wie viel der Blutdruck gesenkt werden kann.
Herr W. brachte zum Zeitpunkt der Diagnose ein Gewicht von 112 kg bei einer Körpergröße von 1,85 m auf die Waage. Sein Bauchumfang maß 120 cm. Er rauchte etwa zehn Zigaretten pro Tag – in Gesellschaft auch ein wenig mehr. Sein Alkoholkonsum konnte als gering bis moderat eingestuft werden. Er nahm immerhin an fünf bis sieben Tagen im Monat 400 mg Ibuprofen – das ist nicht verschreibungspflichtig –, manchmal auch mehrfach am Tag wegen einer beginnenden Arthrose im Knie. Aus demselben Grund hatte er sich in den letzten Jahren auch kaum noch bewegt. Trotzdem aß er weiterhin gern deftig und sparte nicht am Salz. Ich erfuhr

zudem, dass auch seine Eltern beide wegen einer arteriellen Hypertonie seit Jahren Medikamente einnehmen mussten. Es hatte sich also – wie so oft! – ein bunter Strauß an blutdrucksteigernden Faktoren zusammengefunden, die es Schritt für Schritt anzugehen galt.

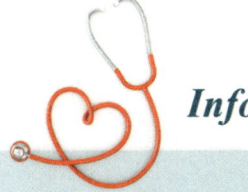

Info

WIRD BLUTHOCHDRUCK VERERBT?

Es sind mittlerweile einige Gene bekannt, die arterielle Hypertonie kodieren. Ob, wann und besonders in welchem Ausmaß sie einmal bei uns im Lauf des Lebens wirksam werden, wissen wir aber nicht. Der noch recht neue Forschungszweig der Epigenetik liefert allerdings zunehmend Hinweise darauf, dass unser individueller Lebensstil dafür verantwortlich ist, ob der Organismus ein Gen »an- oder ausschaltet«. Sich auf die Vererbung durch die Eltern rauszureden, funktioniert deshalb nicht.

Faktor Ernährung: blutdruckfreundlich essen

Übergewicht zu verringern, lohnt sich bei Bluthochdruck: Mit jedem verlorenen Kilo Körpergewicht vermindert sich der Druck in den Gefäßen um 1,5 mmHg. Das können Sie beispielsweise mit der klassischen mediterranen Ernährung machen, wie auf Seite 146 beschrieben. Gerade bei sehr hohem Blutdruck hat sich allerdings DASH (Dietary Approach to Stop Hypertension; diätetischer Ansatz zum Stopp von Hochdruck) sehr bewährt: eine speziell entwickelte Ernährung gegen Bluthochdruck. Dabei essen Sie nur 3 g Salz pro Tag, verzichten weitgehend auf rotes Fleisch, salzige und fettige Lebensmittel, Süßigkeiten und süße Getränke. Stattdessen setzen Sie auf viel Gemüse und Obst, Vollkornprodukte, fettarme Milchprodukte, Nüsse und Fisch. Am besten tasten Sie sich an die Ernährungsumstellung nach und nach heran und beginnen mit weniger Süßem und weniger Salz.

Faktor Ernährung: weniger Salz
Salz spielt bei Bluthochdruck eine maßgebliche Rolle: Salz bindet Wasser im Blut, um einen gewissen Konzentrationsausgleich zu schaffen. Mehr Wasser bedeutet aber ein vermehrtes Blutvolumen: Das Blut braucht also mehr Platz. Da sich die Größe der Blutgefäße aber nicht verändert, steigt der Druck.

Da jeder zweite Blutdruckpatient als salzsensitiv gilt, profitieren wir davon, wenn wir weniger Salz zu uns nehmen. Die nationalen und internationalen Fachgesellschaften empfehlen maximal 5 bis 6 g pro Tag. Doch unsere Realität sieht deutlich anders aus. Wir konsumieren im Mittel 10 g bis eher 12 g Kochsalz täglich. Einzelne Patienten liegen bei bis zu 30 g! Wenn Sie sich auf die empfohlene Menge beschränken, senkt das den Blutdruck um 2 bis 8 mmHg. Das erscheint wenig, aber in Kombination mit den anderen Maßnahmen ist es ein wirkungsvoller Baustein.

Klar, Salz ist wichtig für unseren Organismus. Doch machen Sie sich bitte keine Sorgen: Niemand wird in Deutschland an zu wenig Salz sterben, aber viele Menschen könnten nachhaltig davon profitieren, wenn sie sparsamer damit umgingen. Als erste Maßnahme sollten Sie ab heute den Salzstreuer vom Esstisch verbannen und Ihre Speisen mit frischen oder getrockneten Kräutern statt mit Salz würzen. Vielleicht empfinden Sie Ihr Essen in den ersten zwei

Wochen dieser Umstellung als fade, aber Sie werden sich gewiss rasch daran gewöhnen – und dann die natürlichen Aromen Ihrer Speisen viel besser schmecken.

Faktor Suchtstoffe: nicht mehr rauchen, wenig Alkohol

Keine andere Maßnahme verbessert die Prognose von Herz-Kreislauf-Erkrankungen so erfolgreich wie der konsequente Rauchverzicht. Selbst die Kombination aus Gewichtsabnahme, medikamentöser Blutdrucktherapie und medikamentöser Senkung der Blutfette ist nicht so effektiv wie das Rauchen aufzugeben! Durch Nikotin kommt es zu Ablagerungen in den Gefäßen, sodass die Gefäßelastizität abnimmt und sich der Druck erhöht. Viele meiner Patienten sind erfolgreich zu Nichtrauchern geworden. Wie, das lesen Sie auf den Seiten 163 ff.
Auch Alkohol erhöht den Blutdruck. Sie sollten ihn daher nur in geringen Mengen genießen. Für Männer empfehlen sich täglich nicht mehr als 20 g (das entspricht ca. 250 ml Wein oder 500 ml Bier) und für Frauen nicht mehr als 10 g (ca. 125 ml Wein oder 300 ml Bier). Zudem sollten wir unserer Leber mindestens an zwei Tagen pro Woche völlige Alkoholabstinenz gönnen. Wenn Sie sich danach richten, können Sie Ihren Blutdruck um immerhin 2 bis 4 mmHg senken.

Dürfen Sie am Wochenende feiern, wenn Sie in der Woche nichts trinken? Da kann ich nur antworten: Es gibt kein »Mengenkonto« bei der »Lebersparkasse«. Und im Gegenzug die Frage stellen: Muss denn Feiern immer automatisch viel Alkohol bedeuten?

Faktor Schmerzmittel: Weniger ist mehr

Die regelmäßige Einnahme der allseits bekannten klassischen Schmerzmittel NSAR (**n**icht**s**teroidale **A**nti**r**heumatika) wie frei verkäufliches Diclofenac und Ibuprofen erhöht unseren Blutdruck. Mit »regelmäßig« ist nicht der zweiwöchige Einsatz gegen eine aktivierte Arthrose, eine akute Schleimbeutelentzündung oder einen Hexenschuss gemeint. Längerfristig bedeutet in diesem Zusammenhang mehrwöchig über Monate oder Jahre.

Falls dies bei Ihnen der Fall ist, sollten Sie unbedingt zeitnah mit Ihrem Hausarzt darüber sprechen. Selbst wenn Sie kein Blutdruckpatient sind, sollten Sie eine Umstellung auf andere Schmerzmittel einfordern. Vielleicht weiß Ihr Arzt aber auch gar nicht, dass Sie diese frei verkäuflichen Präparate schon länger nehmen? Die frei verkäuflichen Vertreter dieser Gruppe sind zwar niedriger dosiert als die rezeptpflichtigen, damit aber keineswegs unbedenklich lange einsetzbar, geschweige denn nebenwirkungsfrei (siehe Kasten).

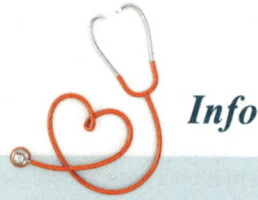

Info

VORSICHT BEI NSAR

NSAR können das Auftreten von Blutungen im Magen-Darm-Trakt auslösen. Selbst wenn meist zusätzlich »Magenschoner« (Protonenpumpeninhibitoren, PPI, mit den Wirkstoffen Omeprazol oder Pantoprazol u. a.) verschrieben werden, bleibt das Risiko für Blutungen aus dem unteren Darmtrakt unbeeinflusst, weil PPI in diesem Bereich gar nicht wirken, sondern nur die Salzsäureproduktion im Magen reduzieren. Zudem schädigen NSAR langfristig die Nieren und sie erhöhen insgesamt das Risiko für Herz-Kreislauf-Erkrankungen.

Faktor Bewegung

Wenn Sie sich bewegen, steigt währenddessen der Blutdruck, denn schließlich muss der Organismus ja intensiver mit Sauerstoff und Nährstoffen versorgt werden. Bewegen Sie sich aber regelmäßig, sinken im ganz normalen Alltag zu hohe Blutdruckwerte. Klingt paradox? Nur auf den ersten Blick: Die regelmäßige Bewegung macht die Blutgefäße geschmeidiger, weil sie sich an die unterschiedlichen Druckverhältnisse anpassen. Am besten eignet sich dafür moderate Bewegung fünfmal pro Woche mindestens 30 Minuten lang, etwa in Form eines strammen Spaziergangs. Damit können Sie den Blutdruck immerhin um 4 bis 9 mmHg senken. Sich zu stark zu fordern, ist gerade bei Bluthochdruck nicht sinnvoll, weil dann der ohnehin hohe Druck durch die Decke geht. Wenn Sie irgendwann gut trainiert sind, dürfen Sie auch eine Schippe drauflegen. Welche Belastung individuell für Sie am besten passt, sollten Sie – gerade als Sport(wieder)einsteiger – mit Ihrem Hausarzt besprechen.

Regelmäßig Blut spenden

Weniger Blut im Körper bedeutet also auch weniger Druck – da drängt sich Blutspenden doch geradezu auf, oder? Ganz so einfach sind die Zusammenhänge zwar nicht, aber tatsächlich bewirkt regelmäßiges Blutspenden eine Senkung der Hypertonie um bis zu 10 mmHg. Vermutlich sind die daraufhin vom Knochenmark frisch in die Blutbahn freigesetzten Blutkörperchen geschmeidiger und lassen sich leichter verformen. Dadurch können sie auch die feinsten Haargefäße mit geringerem Druck passieren.

> *Gesunde Männer können alle zwei Monate Blut spenden, Frauen nur alle drei Monate, denn sie besitzen weniger rote Blutkörperchen.*

Alles zusammen senkt den Blutdruck

Wenn Sie als Hypertoniker diese Aspekte nach und nach immer stärker in Ihr Leben einbinden, werden Sie feststellen, dass Ihr Blutdruck sinkt – und dass Sie sich insgesamt wohler fühlen.

So ging es auch Herrn W. Er begann mit der Gewichtsreduktion und stellte dabei erfreut fest: Jedes verlorene Kilo entlastete nicht nur seine Gefäße, sondern auch sein Knie! Eine Akupunkturbehandlung unterstützte ihn bei der Schmerzlinderung, sodass er nach einer Weile keine NSAR mehr brauchte. Das war wiederum ein großer Gewinn für seinen Blutdruck.

Herr W. war durch das Abklingen seiner Gonarthrose und die Verringerung seines Körpergewichts um 17 kg auf 95 kg (sein Bauchumfang schrumpfte von 120 auf 103 cm) auch wieder motiviert, sich regelmäßig zu bewegen. Er trainierte auf dem Ergometer oder auf dem Rudergerät und konnte dank der so gestärkten Beinmuskulatur mit seiner Ehefrau am Wochenende längere Wanderungen in der Eifel unternehmen. Als nächsten Schritt plante er, zumindest einmal pro Woche ein moderates Krafttraining in seinen Sportplan aufzunehmen. Das ist sinnvoll, denn Muskeln verbrauchen auch im Ruhezustand Kalorien. Das Training verbesserte Herrn W.s Stoffwechselbilanz und unterstützte ihn, bisher Erreichtes zu halten.

Mit all diesen Maßnahmen war es uns zusammen möglich, seine medikamentöse Therapie der Hypertonie auf ein Einzelpräparat (16 mg Candesartan 1 × täglich) zu beschränken – zu Anfang waren es immerhin drei Präparate. Die ambulanten Kontrollen bestätigten die angestrebten Zielwerte: Die meisten Messungen waren unter 135/85 mmHg.

Herr W. misst nur noch etwa einmal pro Woche seinen Blutdruck und wir besprechen diese Ergebnisse einmal pro Quartal. Alle sechs Monate überprüfe ich die Laborwerte in Bezug auf Nierenwerte und Blutsalze. Bis heute konnten wir Organschäden ausschließen. Leider konnte Herr W. sich noch nicht komplett vom Glimmstängel verabschieden. Ich nerve ihn aber regelmäßig mit meinen Nachfragen, was ihn noch davon abhält, das Rauchen vollends aufzugeben ... und zwar Quartal für Quartal. Er arbeitet daran.

AUF EINEN BLICK: BLUTHOCHDRUCK – HYPERTONIE

>> **Symptome:** Gesichtsrötung, morgendliche (Hinter-)Kopfschmerzen, Leistungsminderung, eventuell Schlafstörungen, Schwindel, Ohrensausen, Gefühl von intensivem Herzklopfen, wiederkehrendes Nasenbluten. **Achtung: Die wenigsten Menschen zeigen diese Symptome! Meist verursacht Bluthochdruck – jedenfalls am Anfang – keine äußeren Symptome!**

>> **Diagnostik:** Messung des Blutdrucks, 24-Stunden-Langzeitblutdruckregistrierung, EKG, Laboruntersuchung des Bluts, Ultraschall der inneren Organe

>> **Therapie:** Gewichtsreduktion bei Übergewicht, weniger Salz, weniger Alkohol, Nikotinverzicht, möglichst weniger Schmerzmittel, mehr Bewegung. Wenn das nicht reicht – was meist der Fall ist –, werden zusätzlich Medikamente verschiedener Wirkstoffe kombiniert eingesetzt.

>> **Therapie bei sekundärer Hypertonie:** Behandlung der auslösenden Erkrankung

>> **Langfristige Folgen bei nicht ausreichender Behandlung:** Durchblutungsstörungen, Vorhofflimmern, Herzrhythmusstörungen, Herzinfarkt, Herzinsuffizienz, Schlaganfall, Niereninsuffizienz

>> **Was bedeuten die Blutdruckwerte?**
Optimal: < 120/80 mmHg. **Normal:** 120–129 und/oder 80–84 mmHg. **Hoch-normal:** 130–139 und/oder 85–89 mmHg. **Hypertonie Grad 1 (leicht):** 140–159 und/oder 90–99 mmHg. **Hypertonie Grad 2 (mittel):** 160–179 und/oder 100–109 mmHg. **Hypertonie Grad 3 (schwer):** über 180 und/oder **über** 110 mmHg

WENN DAS HERZ STOLPERT - HERZRHYTHMUSSTÖRUNGEN

»Ich bin nicht frisch verliebt und trotzdem schlägt mein Herz manchmal wie verrückt«, so kurz und treffend beschrieb Thomas N. den Grund für seinen Besuch bei mir. Der 61-jährige Familienvater ist nicht ängstlich veranlagt, aber weil es in seiner Familie bereits Herzerkrankungen gab, dachte er, ein EKG könne nicht schaden. Damit liegt er goldrichtig und genau das mache ich – jedoch erst nachdem ich ihn genau befragt habe, in welchen Situationen dieses außergewöhnliche Herzklopfen auftritt. Unregelmäßiger Herzschlag ist nämlich in vielen Fällen nicht schlimm und oft nur Ausdruck einer körperlichen oder seelischen Belastung, wie Sie es auch schon am Anfang des Buchs bei Marianne W. gesehen haben (siehe Seite 6). Das können der Genuss von Kaffee, schwarzem Tee, Tabak oder manchen Arzneimitteln sein, genauso wie Aufregung oder auch Übermüdung – also im Grunde ganz gewöhnliche Dinge, die aber Patienten meist gar nicht als belastend für ihren Organismus einstufen.

Solche harmlosen Herzrhythmusstörungen hat jeder einmal. In der Regel handelt es sich um einzelne Extraschläge, sogenannte Extrasystolen. Sie werden auch nicht mehr zwingend medikamentös behandelt, wie es früher oft der Fall war. Mit zunehmendem Alter steigt die Wahrscheinlichkeit für Herzrhythmusstörungen und damit auch die Zahl der Patienten, die deswegen behandelt werden müssen.

Wenn bei Ihnen so etwas auftritt, empfehle ich Ihnen: Lassen Sie das unbedingt untersuchen. Denn oft ist es nur ein kleiner Schritt von harmlos zu gefährlich. Anhand des EKGs kann Ihr Arzt erken-

Das EKG, Elektrokardiogramm, zeichnet die elektrische Aktivität des Herzens auf und bildet sie als grafische Kurve ab. An ihrem Verlauf kann der Arzt wichtige Informationen zum Zustand des Herzens ableiten.

nen, wo im Herzen eine solche Störung entsteht, und in der Zusammenschau mit der individuellen Krankengeschichte bewerten, ob die Abweichungen behandelt werden müssen.

VORHOFFLIMMERN

Die verbreitetste Störung des Herzschlags mit rund 1,8 Millionen Patienten ist das Vorhofflimmern – und es kann sehr gefährliche Folgen nach sich ziehen. Da die Betroffenen es oft nicht bemerken, wenn sie keine Symptome wie Schwindel, Atemnot oder Herzrasen haben, rechnet man mit einer deutlich höheren Dunkelziffer. Ab 50 Jahren betrifft es 1 Prozent der Bevölkerung, ab 70 schon 10 Prozent. Vorhofflimmern senkt die Pumpleistung des Herzens um etwa ein Fünftel. Tritt das bei gesundem Herzen auf, ist es normalerweise kein Problem. Anders bei vorgeschädigtem Herzen, etwa durch Bluthochdruck, Veränderungen der Herzklappen oder Pumpschwäche nach einem Herzinfarkt: Das kann die Herzleistung so stark verringern, dass es zum Notfall kommt. Außerdem steigert Vorhofflimmern die Gefahr eines Schlaganfalls: Etwa 20 Prozent aller Schlaganfälle entstehen, weil Vorhofflimmern den Blutfluss verändert und sich dadurch eher Thromben bilden. Sie könnten mit dem Blutstrom in die Arterien gelangen und dort zum Gefäßverschluss führen. Damit das nicht geschieht, werden Medikamente verordnet, die die Gerinnung hemmen. Auf das Vorhofflimmern als Rhythmusstörung haben die Blutgerinnungshemmer dagegen keinen Einfluss. Eine Echokardiografie ist eine Ultraschalluntersuchung des Herzens. Mit dem sogenannten »Schluckecho« können Blutgerinnsel zuverlässig aufgespürt werden, wie sie beim Vorhofflimmern in den Herzvorhöfen entstehen können.

Vorhofflimmern wird oft erst bei einer Routineuntersuchung festgestellt.

HERZINSUFFIZIENZ – DAS SCHWACHE HERZ

Ein gesundes Herz pumpt schon im Ruhezustand tagaus, tagein fünf bis sechs Liter Blut pro Minute durch unseren Körper – je nachdem, wie groß wir sind. Dadurch werden alle unsere Zellen bestens mit Sauerstoff und Nährstoffen versorgt und Reststoffe, die bei deren Verwertung entstehen, werden mit dem Blutstrom abtransportiert. Schauen Sie an sich hinunter vom Herzen bis zum großen Zeh: Dann wird Ihnen klar, was es für eine enorme Leistung ist, das Blut gegen die Schwerkraft wieder nach oben zu befördern. Leider schaffen das nicht alle Herzen ein Leben lang: Manchmal schwächelt die rechte, manchmal die linke Herzkammer, manchmal auch beide. Entsprechend nennen wir Mediziner das eine Rechts-, Links- oder Globalherzinsuffizienz.

Die Symptome einer Herzschwäche reichen von Atemnot beim Treppensteigen über Wassereinlagerungen in den Beinen und später auch in der Lunge bis zu Luftnot auch im Ruhezustand, häufigem Wasserlassen in der Nacht, einer besseren nächtlichen Atmung bei hochgelagertem Oberkörper bis hin zu geringerer Leistungsfähigkeit, Müdigkeit, Appetitlosigkeit und Herzrhythmusstörungen. Herzrhythmusstörungen können allerdings nicht nur Symptom, sondern auch Ursache der Herzschwäche sein. Andere häufige Auslöser sind Bluthochdruck, Arteriosklerose, Herzklappenerkrankungen, Herzmuskelentzündungen, angeborene Herzfehler und Alkoholmissbrauch. Nach Möglichkeit werden solche Grunderkrankungen behandelt und Medikamente verordnet, die das Herz entlasten. Durch einen gesunden Lebensstil mit gesunder Ernährung, möglichst ohne Übergewicht und mit Bewegung können

Durch Sport, besonders durch moderates Ausdauertraining, können Sie die Belastbarkeit Ihres Herzens verbessern.

Sie auch als Patient viel zur Stärkung Ihres Herzens beitragen und meist ein ganz normales Leben führen. In schweren Fällen ist jedoch je nach Ursache auch eine Operation notwendig.

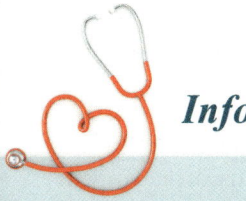

Info

VERSTOPFTE GEFÄSSE: ARTERIOSKLEROSE

Was umgangssprachlich oft als Arterienverkalkung bezeichnet wird, ähnelt zwar bildlich einem verstopften Rohr, läuft aber ganz anders ab. In kleinsten Verletzungen an den Innenwänden der Blutgefäße lagern sich Gewebezellen und Cholesterin an, das dort mit dem Blut ständig vorbeifließt. Gleichzeitig kommt es dort zu Entzündungen. Es entstehen sogenannte Plaques. Die Wand des Blutgefäßes wird dadurch dicker und die Arterie enger. Das behindert den Blutfluss. Reißt die dünne Haut zwischen Plaque und Blut, lagern sich dort Blutplättchen an, um die Stelle zu »kitten« und zu reparieren. Ähnlich wie bei einer einfachen Schnittverletzung am Finger versuchen die Blutplättchen, die Blutung zu stoppen, indem sie sich anhäufen und verklumpen. Geschieht dies im Innern der Arterie, droht der Komplettverschluss des Gefäßes. So entsteht der klassische Herzinfarkt oder Schlaganfall. Denn all das Herzmuskel- oder Hirngewebe, das von der Durchblutung des verschlossenen Gefäßes abhängig ist, droht irreparabel geschädigt zu werden. Betrifft die Arteriosklerose die Herzkranzgefäße, nennen Mediziner das koronare Herzkrankheit (KHK). Bei den Hirngefäßen heißt es Zerebralsklerose und an den Extremitäten periphere arterielle Verschlusskrankheit (pAVK), besser bekannt als »Schaufensterkrankheit«.

HERZINFARKT UND SCHLAGANFALL: ZÖGERN KANN TÖDLICH ENDEN
Patienten mit Herzinfarkt oder Schlaganfall haben eigentlich in einer Hausarztpraxis nichts zu suchen, sondern sind **immer ein Fall für die 112,** also den Notarzt und den schnellen Transport ins Krankenhaus! Denn bei beiden Krankheiten kommt es auf jede Minute an! Trotzdem landen solche Fälle auch regelmäßig bei mir. Diese Patienten verschenken leider wertvolle (Lebens-)Zeit, die für ihre Behandlung wichtig wäre. Damit Ihnen das aus falscher Scham nicht auch passiert, erkläre ich Ihnen kurz, was jeweils im Körper vorgeht und bei welchen Symptomen Sie die 112 unbedingt wählen sollten.

Herzinfarkt – Time is muscle
Nicht ohne Grund gehört der Herzinfarkt zu den »Angstkrankheiten« meiner Patienten: In Deutschland erleiden täglich rund 800 Menschen einen akuten Herzinfarkt. Das sind 4 Fälle pro 1000 Einwohner – also ganz schön viele!

Die Wahrscheinlichkeit, dass ein Mann im Verlauf seines Lebens einen Herzinfarkt bekommt, liegt bei 30 Prozent, für Frauen bei 15 Prozent.

Bei einem Herzinfarkt kommt es zu einem plötzlichen Verschluss einer Herzkranzarterie. Dadurch gelangt von jetzt auf gleich kein Sauerstoff mehr in unseren Herzmuskel. Diesen Sauerstoffmangel kann das Herz weder ausgleichen noch ohne Schaden überstehen: Das Gewebe, das dieses Blutgefäß bis zu diesem Zeitpunkt versorgte, stirbt ab. Je länger die sauerstofflose Phase dauert, desto größer ist der Gewebeverlust. Deswegen gilt: Time is muscle, also Zeit ist Herzmuskel. Das bedeutet konkret:
Zögern Sie – auch als Angehöriger oder Zeuge – bei Anzeichen für einen Herzinfarkt nicht, den Notarzt zu rufen! Hier gilt: Lieber einmal zu viel als einmal zu wenig.

Allerdings muss ich zugeben, dass die Symptome gerade bei Frauen nicht so gut zu erkennen sind wie bei Männern. Das ist auch die Ursache dafür, dass Frauen öfter am Herzinfarkt versterben: Ihre Symptome werden falsch interpretiert – selbst von manchen Ärzten.

Über die Hälfte der an einem Herzinfarkt verstorbenen Menschen in Deutschland sind Frauen!

Symptome bei Frauen

Frauen sind bis zu den Wechseljahren durch die weiblichen Hormone relativ gut herzgeschützt, sodass die meisten Herzinfarkte bei Frauen statistisch erst zehn Jahre nach der Menopause auftreten. Dann allerdings sind sie in der Hälfte der Fälle tödlich, weil nicht schnell genug reagiert wird. Tatsächlich sind es vor allem Frauen, die mit einem Herzinfarkt zu mir in die Hausarztpraxis kommen, statt den Notarzt zu rufen. Sie klagen über eine Magenverstimmung, weil sie nicht wissen, dass sich ein Herzinfarkt im weiblichen Körper ganz anders zeigt als im männlichen. Die Symptome erscheinen ihnen »banal«, tatsächlich deuten sie aus ärztlicher Sicht nur nicht so klar auf einen Herzinfarkt wie bei Männern:

- Engegefühl im Brustkorb
- Schmerzen im Oberbauch
- Schmerzen zwischen den Schulterblättern
- Schmerzen in Hals und Nacken
- Schmerzen im Unterkiefer
- Atemnot
- Übelkeit, Erbrechen

Kämen diese Symptome immer alle zusammen vor, wäre es wieder einfach, auf einen Herzinfarkt zu schließen. Leider ist es in der Realität nicht so: Sie treten auch einzeln oder in unterschiedlichen Kombinationen auf.

Symptome bei Männern

Bei Männern sind die Zeichen für einen Herzinfarkt eindeutiger und werden meist besser erkannt:

- starke Schmerzen in der linken Brust (Herzschmerzen), die in Arm und Schulter ausstrahlen können
- Luftnot
- Blutdruckabfall
- Schwächegefühl
- Todesangst
- Schweißausbruch

In der Regel treten bei Männern mehrere Symptome gleichzeitig auf. Manchmal jedoch sind sie nicht besonders intensiv, sodass Männer genauso wie Frauen denken: »Ist ja nicht so schlimm!« Lassen Sie das einen Arzt entscheiden und rufen Sie den Notarzt.

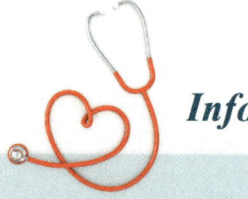

Info

RISIKOFAKTOREN FÜR HERZINFARKT

Es gibt einige Einflüsse, die das Risiko für einen Herzinfarkt bei beiden Geschlechtern erhöhen: Bluthochdruck, hohe Cholesterinwerte, Diabetes mellitus (Blutzuckerkrankheit), Rauchen, Übergewicht, hoher Alkoholkonsum, Bewegungsmangel, Stress, nächtliche Atemaussetzer (Schlafapnoesyndrom), familiäre Vorbelastung. Bei Frauen kommt noch die Einnahme der Antibabypille hinzu. Männer gelten ab einem Alter von 45 Jahren als besonders gefährdet, Frauen erst ab 55 Jahren.

Schlaganfall – Time ist brain

Auch ein Schlaganfall wird wie ein Herzinfarkt in vier von fünf Fällen durch eine Durchblutungsstörung ausgelöst, nur dass hier das Gehirn betroffen ist: Es bekommt zu wenig Sauerstoff, Nervenzellen sterben ab. Dabei spielt es für die Folgen eine erhebliche Rolle, in welchem Ausmaß und wo im Zentralnervensystem die Störung auftritt. Die übrigen 20 Prozent der Schlaganfallpatienten haben eine Hirnblutung erlitten. Sie entsteht in den meisten Fällen durch zu hohen Blutdruck, der ein Gefäß im Gehirn platzen lässt. Seltener ist die Ursache eine unerkannte Gefäßanomalie.

Die Normalisierung des Bluthochdrucks senkt das Schlaganfallrisiko um 40 Prozent!

Hauptrisikofaktor für beide Schlaganfallauslöser ist die arterielle Hypertonie, also Bluthochdruck. Eine Steigerung des Blutdrucks um 10 mmHg erhöht das Schlaganfallrisiko um 30 Prozent!

Schlaganfall erkennen: Symptome

Ohne Vorwarnung und auch ohne Schmerzen trifft die Menschen der Schlag. Zu den oft unscheinbaren Anzeichen gehören:
- Bewusstseinsstörungen
- Schwindel
- Taubheitsgefühle
- unsicherer Gang, das Gefühl, auf eine Seite gezogen zu werden
- Ausfallerscheinungen beim Sprechen und Sehen (Doppelbilder)
- Schluckstörungen
- halbseitige Lähmungen, oft an einem herunterhängenden Mundwinkel oder einer gekrümmten Zunge erkennbar.

Wenn eins dieser Symptome bei Ihnen oder jemand anderem auftritt, rufen Sie den Notarzt! Je weniger Zeit vergeht, desto besser sind die Chancen, möglichst viel Hirngewebe zu retten.

DIABETES MELLITUS – UNTERSCHÄTZTE VOLKSKRANKHEIT

Als Heinz T. zu mir kommt, um sein stabil eingestelltes Asthma bronchiale kontrollieren zu lassen, fällt mir sofort auf, dass der 60-Jährige gut zugelegt hat: Bei 1,80 m bringt er nun 94 kg auf die Waage. Dies entspricht einem BMI von 29 – und ist damit deutlich zu viel. Darauf angesprochen schwärmt er von den Kochkünsten seiner neuen Frau. Nur kleine Portionen zu essen, wäre auch nichts. Warten wir es mal ab ... denke ich mir da nur.

Ich veranlasse eine Laboranalyse der Stoffwechselparameter – und da haben wir den Salat oder genauer: den Zucker. Herrn T.s Nüchternblutzuckerwert liegt bei 173 mg/dl (Ziel: 70 bis 130 mg/dl) und sein Langzeitblutzuckerwert – HbA1c – ist ebenfalls erhöht bei 7,8 Prozent. Als eine Art »Blutzuckergedächtnis« repräsentiert dieser Laborparameter unsere Blutzuckerstoffwechsellage der letzten zwei bis drei Monate. Damit steht bei Herrn S. die Diagnose: primär nicht insulinpflichtiger Diabetes mellitus.

DER HONIGSÜSSE DURCHFLUSS

Die Übersetzung des Wortes Diabetes aus dem Griechischen lautet in etwa »honigsüßer Durchfluss«. Das klingt schräg, passt aber durchaus, denn ist der Blutzucker chronisch erheblich erhöht, scheidet der Körper die Glukose – das ist der häufigste Einfachzucker – vermehrt im Urin aus. Das diagnostizierten bereits die Ärzte in der Antike, indem sie den Urin des Patienten kosteten. Was tut ein Arzt nicht alles für das Wohl seiner Patienten! Ich bin allerdings nicht sicher, ob ich damals hätte Arzt sein wollen ...

Wir unterscheiden vor allem zwei Formen des Diabetes mellitus. Beide zeigen eine erhöhte Konzentration von Glukose im Blut mit allen negativen Konsequenzen. Doch über 90 Prozent sind dem Typ 2 zuzurechnen, der eindeutig durch Überernährung, Bewegungsmangel oder oft durch eine Kombination aus beidem entsteht – und sich gut durch eine Änderung des Lebensstils beeinflussen lässt.

Bei Typ 1 fehlt aufgrund einer Autoimmunerkrankung Insulin, das von der Bauchspeicheldrüse produziert wird. Wenn wir essen, wird es normalerweise dort von den ß-Zellen ausgeschüttet, um den Blutzucker wieder zu normalisieren. Insulin wirkt als Schlüssel zum Schloss der Körperzellen, die den Zucker aufnehmen und weiter verstoffwechseln sollen. Dann sinkt der Glukosegehalt im Blut wieder. Beim Typ-1-Diabetes liegt jedoch ein Insulinmangel vor, sodass die Glukose im Blut bleibt. Deswegen müssen diese Patienten ihr Leben lang Insulin spritzen.

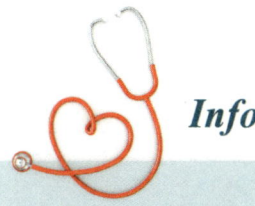

Info

WAS IST EIGENTLICH GLUKOSE?

Glukose ist der wissenschaftliche Name für den Blutzucker, einen Einfachzucker, der in den Zellen zu Energie verstoffwechselt wird. Er ist der Hauptenergielieferant für unseren Körper. Wir nehmen ihn mit unserer Nahrung auf: entweder direkt als Einfachzucker (= einfache Kohlenhydrate) aus Schokolade, Gebäck, Brot und Nudeln aus Weißmehl, poliertem Reis und süßen Getränken oder als Mehrfachzucker (= komplexe Kohlenhydrate) aus Vollwertprodukten und Gemüse. Einfachzucker gehen vom Darm direkt ins Blut über, während Mehrfachzucker von der Verdauung erst einmal bearbeitet werden müssen. Dadurch gelangen sie langsamer ins Blut und halten uns länger satt.

Anders sieht es beim Typ-2-Diabetes aus. Er wird ganz klar durch zu viel Zucker im Blut ausgelöst. Die ß-Zellen produzieren einerseits zwar fleißig Insulin, sind aber durch das ständige Essen von Süßigkeiten und anderen einfachen Kohlenhydraten total überfordert. Trotz hoher Produktion entsteht also ein relativer Insulinmangel. Andererseits werden die Körperzellen durch den anhaltend hohen Insulinspiegel in gewissem Sinne resistent und bauen die Anzahl der Schlösser an den Zellen ab (die Rezeptoren – die Bindungsstellen für den Schlüssel Insulin). Damit sinkt die Sensibilität dieser Zellen für das Hormon Insulin. Jetzt entsteht ein Teufelskreis, denn der Körper versucht verzweifelt, die Glukosekonzentration im Blut zu senken: Die ß-Zellen der Bauchspeicheldrüse setzen noch mehr Insulin frei, bis sie zunehmend erschöpfen: Aus der Insulinresistenz ist der Typ-2-Diabetes geworden!

Etwa 5 Millionen Deutsche haben eine gestörte Glukosetoleranz, eine Art Vorstufe zum Diabetes.

LÄNGST NICHT MEHR NUR BEI DEN ALTEN

Eine solche Diagnose kommt nicht nur in unserer Hausarztpraxis immer häufiger vor, sondern in allen Praxen in ganz Deutschland, ja sogar in der gesamten westlichen Welt. Diese Stoffwechselerkrankung ist ganz eindeutig die Folge unseres bewegungsarmen, kalorienreichen Lebensstils: Früher »Altersdiabetes« genannt, traf sie vor allem Rentner, weil die sich weniger bewegten, aber oft mehr aßen. Doch immer häufiger messen selbst Kinderärzte schon bei Kindern und Jugendlichen erhöhten Blutzucker im Rahmen ihres zum Teil massiven Übergewichts. In Deutschland gibt es jährlich rund 500 000 Neuerkrankungen! Außerdem geht man davon aus, dass bei uns 2,5 Millionen Menschen zwar Diabetes haben, es aber gar nicht wissen.

Abgesehen von den stetig steigenden Kosten für eine zunehmend »diabetische« Gesellschaft sollte niemand Diabetes auf die leichte Schulter nehmen: Die Folgen für den Einzelnen sind oft tödlich: Aktuell steht jeder fünfte Todesfall in Zusammenhang mit Diabetes! Eine viel zitierte wissenschaftliche Studie (UKPDS) konnte darlegen, dass bei einem Anstieg des HbA1c auf 7 Prozent das Herzinfarktrisiko um 40 Prozent gesteigert ist. Bei Werten um 8 Prozent schießt das Risiko um satte 80 Prozent in die Höhe! Gelingt es, den HbA1c zu senken, dann nimmt das Risiko für Komplikationen durch Diabetes deutlich ab, nämlich um 20 Prozent pro 1-Prozent-Punkt niedrigeren HbA1c.

Das Risiko für die Entwicklung der Arteriosklerose an all unseren Gefäßen (Herz, Gehirn, innere Organe und Extremitäten) ist bei Diabetes um ein Vielfaches erhöht. Da gleichzeitig unsere Nervenfunktion (diabetische Neuropathie) gestört ist, nehmen wir dann Warnhinweise – also Symptome, die auf die gefährlichen Durchblutungsstörungen deuten – gar nicht oder nicht mehr ausreichend wahr. Das ist fatal: Zum einen sterben drei Viertel aller Diabetiker an den Komplikationen einer Herz-Kreislauf-Erkrankung mit Herzinfarkt, Schlaganfall, Herzinsuffizienz... Zum anderen leiden drei Viertel aller Patienten mit Herz-Kreislauf-Erkrankungen an einem Diabetes mellitus Typ 2. Der Diabetes ist hier aber eindeutig die Ursache.

VON MEHRDEUTIGEN SYMPTOMEN BIS ZU TYPISCHEN BEGLEITERKRANKUNGEN

Bei Heinz T. war der Diabetes noch so »frisch«, dass der Asthmatiker davon erst nichts merkte. Abgeschlagenheit, Müdigkeit, vermindertes Leistungsvermögen sind die eher unspezifischen Symptome von Diabetes und sie entwickeln sich erst allmählich. Noch später kommt es zu einem vermehrten Durstgefühl und entsprechend vermehrtem Wasserlassen. Das kann zu Anfang sogar mit einem Gewichtsverlust einhergehen.

Diabetes verändert die Stoffwechsellage nachhaltig. Dadurch kann es zu zahlreichen Begleiterkrankungen kommen. So können wiederkehrende Blasen- und Hautinfektionen durch Pilze und bakterielle Entzündungen auftreten. Die schwankenden Blutzuckerkonzentrationen verursachen einen wechselnden Spannungszustand der Linse: Das nimmt der Patient als Sehstörungen wahr. Voranschreitender Diabetes mellitus ist die häufigste Ursache für Erblindungen im Erwachsenenalter. Das erklärt auch, warum Sie Ihr Hausarzt mit Diabetes alle sechs bis zwölf Monate zum Augenarzt zur Kontrolle überweist. Basis ist dann neben der lokalen Therapie am Auge aber die nachhaltige Verbesserung Ihrer Stoffwechselsituation.

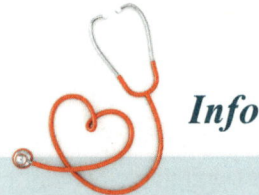

Info

DIABETISCHER FUSS

Das diabetische Fußsyndrom gilt als die häufigste Komplikation bei einem Diabetiker. Die Kombination aus verringerter Durchblutung aufgrund der Arteriosklerose und gestörtem Empfinden führt dazu, dass Verletzungen, zum Beispiel beim Barfußgehen am Strand, nicht bemerkt werden. Daraus entstehen erhebliche Weichteilinfektionen. Schon kleine Druckstellen durch ungeeignetes Schuhwerk oder minimale Verletzungen bedeuten Gefahr. Wunden heilen ausgesprochen schlecht und führen immer noch zu vielen Amputationen von Gliedmaßen.

Heinz T. hat seine Frau natürlich in seine neue Diagnose eingeweiht und sie erfolgreich in seine Behandlungsoptionen eingebunden.

DEN STOFFWECHSEL AUSBALANCIEREN

Mit der richtigen Ernährung und der passenden Bewegung können Typ-2-Diabetiker ihren Stoffwechsel wieder ins Lot bringen. Eine Ernährungsumstellung ist dabei das A und O, denn schließlich ist das Übermaß an Glukose der Auslöser der hohen Blutzuckerwerte. Am effektivsten ist eine professionelle Diabetes-Ernährungsschulung in einer dafür qualifizierten Praxis. Herr T. nahm daran teil und konnte sein Gewicht normalisieren. Er lernte, einfache Zucker zu meiden und stattdessen auf komplexe Kohlenhydrate zu setzen, also auf Vollkornprodukte und Gemüse. Komplexe Kohlenhydrate werden vom Körper nur langsam aufgespalten, sodass ihre Glukose nur langsam ins Blut freigesetzt wird. Dadurch fällt der Insulinanstieg viel moderater aus und die Zellen haben mehr Zeit, den Zucker aufzunehmen und in Energie umzuwandeln. Gleichzeitig sättigen uns diese Kohlenhydrate länger und wir sind weniger versucht, Zwischenmahlzeiten zu naschen, die wiederum unnötige Kalorien mit sich bringen. Parallel setzte Herr T. die zweite Therapiesäule um und bewegte sich mehr: Er hatte mit Nordic Walking begonnen und war später ins moderate Joggen übergegangen. So ist er 1,5 Stunden pro Woche sportlich unterwegs und kann sein Gewicht halten. Als Nächstes möchte er zusätzlich ein leichtes Muskeltraining aufnehmen. Das ist eine sinnvolle Ergänzung zum Ausdauersport: Die aufgebaute Muskulatur verbrennt rund um die Uhr mehr Kalorien und senkt so auch den Blutzucker.

Durch diese Maßnahmen liegt Heinz T.s aktueller HbA1c-Wert heute mit 5,6 Prozent im Normbereich. Damit ist er zwar nicht geheilt, aber hoffentlich dauerhaft in Remission, also mit deutlich weniger Krankheitssymptomen. Damit das so bleibt, überprüfen wir im Rahmen des sogenannten strukturierten Behandlungsprogrammes (DMP, Disease-Management-Programm) in jedem Quartal die Werte. So können wir gemeinsam weitere Risikofaktoren ausschalten beziehungsweise bei Bedarf behandeln, um das große Unheil zu verhindern: die oft mit Diabetes auftretende Arteriosklerose. Auch Füße, Pulsstatus und Netzhaut werden regelmäßig gecheckt – zum Glück ist auch da bisher alles okay.

Das zwischenzeitlich eingesetzte Medikament Metformin konnte er schon vor einer Weile absetzen. Wie Sie sehen, stehen Medikamente bei Diabetes mellitus Typ 2 nicht an erster Stelle, und zwar zu Recht: Sie sollten erst zum Einsatz kommen, wenn die Umstellungen von Ernährung und Aktivität nicht greifen oder nicht ausreichend wirksam geworden sind. Selbst dann können Sie dennoch davon ausgehen, dass Sie durch einen verbesserten Lebensstil Medikamente sinnvoll einsparen können und damit auch die Risiken von Nebenwirkungen kleiner werden.

AUF EINEN BLICK: DIABETES MELLITUS TYP 2

- **Symptome:** Übergewicht, Abgeschlagenheit, Müdigkeit, vermindertes Leistungsvermögen, starkes Durstgefühl, vermehrtes Wasserlassen
- **Diagnostik:** Laboruntersuchung des Bluts, Überprüfung des Pulsstatus und des Empfindungsvermögens (Sensibilität) der Füße, Untersuchung der Netzhaut beim Augenarzt
- **Therapie:** Gewichtsabnahme, mehr Bewegung, blutzuckersenkende Medikamente (zum Beispiel Metformin) nur, wenn die Lebensstiländerung nicht klappt oder keine ausreichende Wirkung zeigt
- **Langfristige Folgen bei nicht ausreichender Behandlung:** Blasen- und Hautinfektionen, Sehstörungen, diabetischer Fuß, Arteriosklerose mit Herzinfarkt, Herzinsuffizienz, Schlaganfall etc.

MAGEN UND DARM – DAMIT NÄHRSTOFFE AUCH ANKOMMEN

Verstopfung, Durchfall, Blähungen – das kenne ich genauso wie Sie und all das ist nichts Schlimmes, wenn es nur ab und an vorkommt. Es lohnt sich dann aber immer, kurz zu überlegen, was wir am Tag zuvor gegessen haben – und damit dann beim nächsten Mal vielleicht zurückhaltender umzugehen.

Alles, was wir essen und trinken, wird im Magen-Darm-Trakt verdaut und in winzig kleine Teilchen zersetzt. Aus dem Darm werden die Nährstoffe ins Blut geschleust, sodass sie unser Organismus in den Zellen verwerten kann.

Wenn das alles gut funktioniert und wir uns ausgewogen und maßvoll ernähren, ist das eine sichere Basis für gute Gesundheit.

Leider geht dabei in der Realität viel schief, sodass Magen-Darm-Erkrankungen nicht nur in unserer Hausarztpraxis sehr oft vorkommen, und zwar bereits ohne die Magen-Darm-Viren, die regelmäßig umgehen. Zum Glück können Sie bei Magen-Darm-Beschwerden viel selbst wieder »einrenken« und schlimmere Folgen sowie eine dauerhafte Einnahme von Medikamenten vermeiden, wenn Sie Ihre Ernährung entsprechend anpassen. In Einzelfällen ergeben sich aber kompliziertere Verläufe, die unter Umständen noch am selben Tag einer OP bedürfen. Genau hier liegt die Schwierigkeit: den möglichen Verlauf früh genug zu erkennen. Das ist auch für erfahrene Mediziner nicht immer leicht.

Noro- und Rotaviren sind die bekanntesten Magen-Darm-Viren. Sie lösen Übelkeit, Erbrechen und Durchfall aus, sind ausgesprochen unangenehm, aber für sonst gesunde Erwachsene nicht gefährlich. Senioren, Kleinkinder oder Säuglinge können hingegen durch einen erheblichen Verlust an Flüssigkeit gefährdet sein und brauchen manchmal sogar Infusionen, um wieder auf die Beine zu kommen.

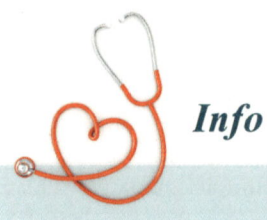

Info

GEGEN HARTNÄCKIGE ERNÄHRUNGSMYTHEN

Rund um Verdauungsbeschwerden kreist eine Vielzahl von Tipps, die definitiv aus dem Reich der Märchen stammen. Zwei liegen mir besonders am Herzen und ich bitte Sie, es ab jetzt anders zu machen:

Gegen Durchfall Salzstangen und Cola: Diese Empfehlung hält sich leider auch noch in der Ärzteschaft. Doch der hohe Zuckeranteil im Softdrink steigert den Einstrom von Flüssigkeit in den Darm und verstärkt so den Durchfall. Das Koffein fördert darüber hinaus die Elektrolytausscheidung von Kalium über die Nieren. Salzstangen können diesen Verlust nicht kompensieren. Setzen Sie stattdessen auf BRAT: Bananen, Reis, geriebenen Apfel, Toastbrot. Oder bereiten Sie Ihre eigene Mischung: In einen Liter stilles Mineralwasser geben Sie einen knappen Teelöffel Kochsalz und sechs bis acht Teelöffel Haushaltszucker und trinken das portionsweise über den Tag verteilt. Fertige Elektrolytlösungen zum Anmischen werden in den Apotheken frei verkäuflich angeboten.

Verdauungsschnaps: Weihnachtsgans mit Klößen und leckerer Soße … danach einen schönen Verdauungsschnaps gegen das Völlegefühl – auch das ist ein Mythos. Statt die Verdauung anzuregen, passiert das Gegenteil: Die Verdauungsprobleme nehmen zu, weil der Alkohol nicht nur entspannend auf unsere Psyche wirkt – das ist der Effekt, von dem wir denken, der Verdauungsschnaps wirke. Genauso entspannen sich auch die anderen Muskeln und eben auch die von Magen und Darm. Dadurch wird der Speisebrei langsamer bearbeitet und transportiert, das fette Essen bleibt also durch den Schnaps sogar länger als nötig in Magen und Darm. Anregend auf die Verdauung dagegen wirkt sanfte Bewegung, also ein kleiner Verdauungsspaziergang.

REFLUX: WENN ES IHNEN SAUER AUFSTÖSST

Als der 51-jährige Hans-Jörg V. zu mir in die Praxis kommt, leidet er bereits seit einem halben Jahr unter heftigem Brennen im Brustbereich, dem sogenannten Sodbrennen, mit saurem Aufstoßen, seifigem Geschmack, Schluckbeschwerden und einem Räusperzwang. Nach den Mahlzeiten und beim Bücken sind diese Beschwerden besonders ausgeprägt sowie abends und nachts. Dieser Umstand raubt ihm zunehmend den Schlaf.

Das wundert mich nicht, wenn ich höre, dass der Ingenieur für Fahrzeugtechnik seine üppige Hauptmahlzeit abends einnimmt und dazu täglich zwei Gläser Rotwein trinkt. Damit hat er sich einen BMI von 32 »erarbeitet«, ist also übergewichtig.

Die Symptome, das Übergewicht und die schwere abendliche Mahlzeit lassen mich sofort an die Refluxkrankheit denken. Dabei tritt saurer Mageninhalt, vor allem der saure Magensaft, aus dem Magen in die Speiseröhre über. Die Schleimhaut der Speiseröhre ist aber anders aufgebaut als die Magenschleimhaut, die ja die Magensäure produziert. Gelangt diese Säure öfters in die Speiseröhre, reizt sie dort die Schleimhaut und es entstehen Entzündungen, die der Speiseröhre nachhaltig schaden können. Im schlimmsten Fall verändern sich die Schleimhautzellen komplett zur Vorstufe von Speiseeröhrenkrebs (Barrett-Ösophagus).

Mit dem gastroösophagealen Reflux steht Hans-Jörg V. nicht allein da: Jeder vierte Erwachsene in den Industriestaaten leidet gelegentlich darunter – Frauen und Männer gleichermaßen. Bei all diesen Menschen funktioniert der Schließmechanismus des Magens nicht mehr ausreichend, sodass der Mageninhalt für kurze Momente zurück in die Speiseröhre fließt.

Unsere Magensäure ist eine circa einprozentige Salzsäure und ein wichtiger Bestandteil des Magensafts.

Pathologisch wird das, wenn die Lebensqualität durch den Reflux eingeschränkt ist oder die Speiseröhre sich dadurch entzündet. Druck auf den Magen fördert den Reflux. Deshalb kommt es besonders oft kurz nach dem Essen und beim Bücken dazu sowie beim Liegen.

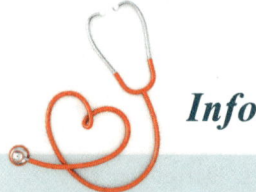

Info

SODBRENNEN

Wenn hinter dem Brustbein ein unangenehm brennendes Gefühl aufsteigt, das manchmal bis in Hals und Rachen hinaufreicht, kann es sich um Sodbrennen handeln. Es tritt auch bei Gesunden auf, beispielsweise nach fettreichen Mahlzeiten oder dem Genuss von zu viel Zucker, Alkohol oder Nikotin.

Das Symptom Sodbrennen ist allerdings kein sicherer Hinweis auf eine eventuelle Schädigung der Speiseröhrenschleimhaut. Manche meiner Patienten leiden erheblich darunter, ohne dass die Speiseröhre Reaktionen zeigt. Andere hingegen haben relativ wenig Beschwerden, aber bei der endoskopischen und feingeweblichen Untersuchung finden sich stark veränderte Schleimhautzellen.

Ursachen weisen den Weg zur Behandlung
Bei Reflux dreht sich alles um den Schließmechanismus vom Magen zur Speiseröhre. Dabei gibt es vielfältige Ursachen, warum der Schließmuskel nicht mehr genügend Druck aufbauen kann:

- Der **Gegendruck vom Bauch** ist zu hoch – egal, ob Übergewicht oder Schwangerschaft die Ursache ist.
- Die **Selbstreinigung der Schleimhaut** der Speiseröhre funktioniert nicht einwandfrei.
- Die **Magenentleerung** (diabetische Gastroparese) ist gestört, sodass der Speisebrei zu lange im Magen bleibt.
- **Spätes Essen am Abend,** Alkohol, Kaffee und fettige oder stark gewürzte Speisen, Schokolade, Weingummi, Backwaren, kohlensäurehaltige Getränke und Nikotin sind verbreitete Auslöser.
- **Bestimmte Bluthochdruckmedikamente** (Kalziumantagonisten) können Reflux fördern.

Schwangere haben es dabei vermeintlich leicht: Bei ihnen erledigt sich das Problem nach einigen Wochen oder Monaten von selbst. Aber in allen anderen Fällen nehme ich mit meinen Patienten ihren Lebensstil genau unter die Lupe, um individuelle Ansätze für eine dauerhafte Lösung des Problems zu finden. Medikamente sind aus meiner Sicht fast immer nur anfangs zur Linderung der akuten Beschwerden angebracht, nicht jedoch langfristig. Umgerechnet nehmen 11 Prozent der Deutschen täglich Magensäureblocker ein. Oft handelt es sich hierbei um eine echte Übertherapie.

Für Hans-Jörg V. bedeutet das konkret, dass er abnehmen und seinen BMI möglichst auf 25, also Normalgewicht, bringen muss. Für den Abend verabreden wir nur noch leichte Mahlzeiten, die er etwa drei bis vier Stunden vor dem Zubettgehen isst. Snacks und Naschereien – er liebt Erdnüsse, Gebäck, Schokolade – sind ab jetzt tabu. Zusätzlich empfehle ich einen Abendspaziergang, der die Magenentleerung begünstigt,

Bei Reflux sollten Sie auf Pfefferminz verzichten, denn es verringert den Druck im Schließmechanismus.

und das Kopfteil im Bett etwas anzuheben, um so den Rückfluss von Magensäure zu erschweren. Außerdem muss er ganz speziell auf Zitrusfrüchte, intensiv und vor allem scharf gewürzte und/oder fettreiche Speisen verzichten sowie auf Getränke mit Kohlensäure. Da Alkohol und Nikotin die Magensäureproduktion fördern, sollte er beide meiden.

Zur Linderung der Beschwerden verschreibe ich Hans-Jörg V. Magensäureblocker in ausreichend hoher Dosis (hier Pantopra-

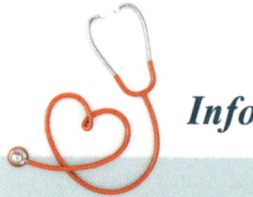

Info

MEINE TIPPS GEGEN DEN AKUTEN REFLUX

Bei akutem Reflux helfen die folgenden einfachen Maßnahmen:
- **Ein Glas stilles Wasser** als Spül- und Reinigungsmittel für die Speiseröhre nutzen.
- Gegen den unangenehmen Geschmack hilft **Kaugummi** (bitte ohne Pfefferminz). Außerdem regt es die Speichelproduktion an – das Schlucken des Speichels »spült« die Speiseröhre frei und puffert die Magensäure leicht ab.
- Zwei gestrichene Esslöffel **trockene Haferflocken** so lange kauen, bis ein weicher Brei entsteht. Erst dann schlucken und mit Wasser nachspülen. Das puffert den sauren Magensaft effektiv.
- Sollte das nicht genügen, hilft ein sogenanntes **Alginat** als Akuttherapie aus der Apotheke. Im Gegensatz zu Magensäureblockern (Protonenpumpeninhibitoren, PPI) wirkt es schneller.

zol 40 mg) und auch ausreichend lange (zunächst drei bis vier Wochen), die er zur richtigen Zeit, nämlich 30 Minuten vor seiner Hauptmahlzeit einnimmt. Anschließend werden die Medikamente langsam reduziert auf zunächst 20 mg für zwei Wochen täglich, dann nur noch jeden zweiten Tag für weitere zwei Wochen, darauf jeden dritten Tag für zwei Wochen und danach nur noch nach Bedarf oder vor geplanten Schlemmerabenden oder Feiern.

In den nächsten Wochen und Monaten kommt Hans-Jörg V. regelmäßig

PPI sollten Sie nicht abrupt absetzen. Sonst produziert der Magen als Folge überschießend viel Magensäure.

zur Kontrolle zu mir in die Praxis: Nach und nach erreicht er sein Normalgewicht. – Schon durch den Verzicht auf Snacks am Abend und den Rotwein spart er immens viele Kalorien, sodass das Abnehmen für ihn gar nicht so schwierig ist wie befürchtet. – Auch die anderen Maßnahmen setzt er gut um und die Refluxbeschwerden verschwinden. Eine Gastroskopie (Magenspiegelung) war bis heute nicht erforderlich.

Vorsicht mit Magensäureblockern (PPI)
Manchmal erwähnen meine Patienten nur nebenbei, dass sie frei verkäufliche Mittel gegen Sodbrennen nehmen. Was ich denn von einer Selbstbehandlung hielte, fragen sie mich. Ich verweise dann aufs Abnehmen und die Veränderung der Essgewohnheiten, denn damit packen sie das Übel an der Wurzel.
Magensäureblocker ohne ärztliche Beratung dürfen schon mal sein, aber keinesfalls länger als zwei bis vier Wochen! Außerdem gilt das nicht, wenn es zusätzliche Symptome gibt: Gewichtsverlust, Blut im Stuhl beziehungsweise schwarzer Stuhl (ein Hinweis dafür, dass Blut mit Magensäure in Kontakt gekommen ist, etwa

wegen einer Schleimhautblutung durch Magengeschwüre) müssen untersucht werden, sonst verschleppen Sie vermutlich schwerwiegendere Erkrankungen.

PPI sind im Allgemeinen gut verträglich und es wurden kaum Nebenwirkungen nachgewiesen. Doch wenn die Produktion von Magensäure dauerhaft unterdrückt wird, hat das auch negative Folgen: So kann der Körper Eisen und Vitamin B_{12} viel schlechter aufnehmen.

Außerdem müssen diese Medikamente von Leber und Niere abgebaut werden, bereiten dem Organismus also mehr Arbeit. Zudem können ungewünschte Wechselwirkungen mit anderen Medikamenten entstehen. Deswegen ist es wichtig, frei verkäufliche und verschreibungspflichtige Magensäureblocker nur mit gutem Grund einzunehmen.

Tatsächlich aber werden in Deutschland viel zu viele PPI verschrieben. Schätzungen gehen von rund vier Milliarden (!) Tagesdosen pro Jahr aus. Regelmäßig sehe ich im Krankenhausentlassungsbericht die Empfehlung von PPI als »Magenschutz« aufgrund der Vielzahl von Tabletten bei Senioren. Tatsächlich greifen manche Arzneien den Magen an, aber man sollte genau prüfen, ob solche Medikamente auch wirklich darunter sind, und nicht nahezu reflexartig auf PPI zurückgreifen.

UNVERTRÄGLICHKEITEN - LAKTOSE, GLUTEN & CO.

»Ich glaube, ich habe Zöliakie.« Nach langer Internetrecherche kann sich Ayse Ö. nur so ihre Beschwerden erklären: Obwohl sie sich gesund und ausgewogen ernährt, leidet sie seit drei Monaten unter starkem Rumoren im Bauch, Blähungen und gelegentlichen Durchfällen.

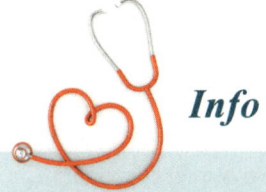

Info

ZÖLIAKIE UND DER GLUTENHYPE

Zöliakie ist eine unheilbare Autoimmunerkrankung: Der Organismus bildet Antikörper gegen das im Weizen vorkommende Klebereiweiß Gluten, sodass Betroffene lebenslang glutenhaltige Nahrungsmittel meiden müssen. Blutarmut, körperliche Schwäche, Knochenschwund, allgemein gesteigerte Schmerzempfindlichkeit, Müdigkeit, Gewichtsverlust oder vermehrte Infektanfälligkeit sind typische Symptome. Für eine gesicherte Diagnose sind jedoch spezielle Antikörper im Blut und Gewebeproben aus dem oberen Dünndarm im Rahmen einer Magenspiegelung nötig. Allerdings: Mit nur einem Prozent der Bevölkerung ist Zöliakie eine seltene Erkrankung in Deutschland.

Doch der Hype um die angebliche Schädlichkeit von Gluten steht dazu in keinem Verhältnis: Die deutlich teureren glutenfreien Produkte bringen über 100 Millionen Euro Umsatz pro Jahr! Selbst per se glutenfreie Lebensmittel werden werbewirksam mit auffälligen Buttons als glutenfrei beworben. Für die Betroffenen ist es toll, dass es inzwischen wirklich viele Lebensmittel ohne Gluten gibt. Doch falls Sie jetzt denken, Sie könnten sich mit diesen Produkten etwas Gutes tun, sozusagen vorbeugend, rate ich Ihnen dringend davon ab: Viele dieser Erzeugnisse enthalten erhebliche Mengen an Konservierungsstoffen und künstlichen Substanzen, um möglichst nahe an das Originalprodukt heranzukommen.

AUF EINEN BLICK: GASTROÖSOPHAGEALER REFLUX

》》 Symptome: Brennen im Brustbereich (Sodbrennen), saures Aufstoßen, seifiger Geschmack, Schluckbeschwerden, Räusperzwang; besonders nach dem Essen, beim Bücken, abends und nachts im Liegen

》》 Diagnostik: Wenn therapeutische Allgemeinmaßnahmen greifen und/ oder vorübergehend eingesetzte Medikamente entsprechend helfen, spricht all dies für einen Reflux. Bei anhaltenden Beschwerden wird zur Speiseröhren-Magen- und Zwölffingerdarm-Spiegelung geraten.

》》 Therapie: Sinnvolle Anpassung der Essgewohnheiten, Gewichtsnormalisierung und gegebenenfalls Magensäureblocker (Protonenpumpeninhibitoren, PPI) oder Magensäure neutralisierende Medikamente (Alginate)

》》 Langfristige Folgen bei nicht ausreichender Behandlung: Entzündung der Speiseröhre, Vorstufe zum Speiseröhrenkrebs (Barrett-Ösophagus)

Da die 52-jährige zweifache Mutter weder Fieber hat noch sonstige typische Anzeichen von Zöliakie (siehe Kasten Seite 77), geht mein Verdacht in Richtung Nahrungsmittelunverträglichkeit. Als ich ihre Krankengeschichte genau erfrage, erfahre ich, dass Ayse Ö. mehrmals täglich Milchkaffee trinkt – in letzter Zeit im Homeoffice sogar mehr als früher. Da sie ihn aber immer gut vertragen hatte, sah sie bisher keinen Zusammenhang zu ihren Beschwerden. Das »Mehr als früher« ist aber für mich der entscheidende Hinweis für eine Verdachtsdiagnose auf Laktoseintoleranz.

Oft ist es genau so ein Quäntchen »Mehr«, das unser Körper nicht mag und gegen das er sich mit Symptomen wehrt.

Wie die meisten Nahrungsmittelunverträglichkeiten lässt sich eine Laktoseintoleranz recht einfach selbst überprüfen und ich empfehle Ayse Ö. zwei Dinge:

- mindestens **zwei Wochen auf alle Milchprodukte, inklusive des geliebten Milchkaffees, zu verzichten** und bei Bedarf auf Ersatzprodukte aus Soja, Hafer oder Mandeln auszuweichen und
- in ebendieser Zeit ein **detailliertes Ernährungstagebuch** zu führen.

Beides können Sie selbst ausprobieren, wenn Sie den Verdacht haben, irgendein Lebensmittel nicht gut zu vertragen. Neben Laktose löst auch Fruktose oft Unverträglichkeitsreaktionen aus, Sorbit dagegen nur ab und zu.

Gerade wenn Patienten vorher reichlich im Internet zu ihren Symptomen gelesen haben, glauben sie oft nicht, dass alles viel einfacher sein könnte. So auch Ayse Ö.: Sie besteht auf einem Ausschluss der Zöliakie, obwohl ich ihr die Unverhältnismäßigkeit der entsprechenden Blutuntersuchung erläutert habe. Aber der Test bestätigt mich: Die Antikörper in der Blutprobe sind negativ! Eine weitere endoskopische Untersuchung halte ich diesbezüglich für verzichtbar.

Als Frau Ö. nach knapp vier Wochen ohne Milchprodukte mit ihren Aufzeichnungen zu mir kommt, ist das Ergebnis eindeutig: Ihre Beschwerden sind weg! Auch der spezifische H2-Atemtest beim Gastroenterologen bestätigt die Diagnose Laktoseintoleranz. Der Kollege sieht daher ebenfalls keine Indikation zur Magenspiegelung, um zusätzlich eine Zöliakie auszuschließen.

Laktoseintoleranz trifft jeden Fünften

Etwa 20 Prozent der Mitteleuropäer vertragen keine milchhaltigen Lebensmittel. Bei den Mittelmeeranrainern sind es 70 Prozent, in Asien über 80 Prozent. Das ist evolutionär bedingt: Als Kind benötigen wir Milch als Nahrungsmittel und auch Muttermilch enthält

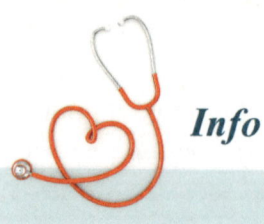

Info

MEIN TIPP: ERNÄHRUNGSTAGEBUCH STATT TEST AUS DEM INTERNET

Durch unsere Ernährung beeinflussen wir die Vorgänge im Körper und oft ist es mühsame Detektivarbeit, nicht so gut laufende Zusammenhänge wie bei Nahrungsmittelunverträglichkeiten aufzudecken. Dabei hilft ein Ernährungstagebuch. Darin schreiben Sie genau auf, was und wie viel Sie in welcher Zubereitungsform gegessen und getrunken haben und ob Sie sich danach gut fühlten oder Beschwerden bekamen und wenn ja, in welcher Intensität. Auch wie lange die Probleme anhielten, welche Begleitsymptome auftraten und was Ihnen Linderung verschaffte, darf ebenso wenig fehlen wie vermeintliche Kleinigkeiten. (Kaugummi enthält beispielsweise Sorbitol, das unter Umständen nicht vertragen wird.) Da wir vieles ziemlich unbewusst zu uns nehmen, ist eine lückenlose Dokumentation wichtig.

Ja, so ein Tagebuch ist nervig und zeitaufwendig, aber es liefert kostenlos sehr zuverlässige Ergebnisse – oft sogar aussagekräftigere als medizinische Tests. Ganz im Unterschied zu den meisten im Internet verkauften Tests für mehrere Hundert Euro: Da werden im Laboreigenversuch zweifelhafte Antikörperkonstellationen bestimmt. Selbst ein positiver Befund vermag lediglich auszusagen, dass unser Immunsystem Kontakt mit einem Nahrungsstoff hatte. Das beweist aber noch lange nicht, dass wir unverträglich darauf reagieren und ihn in Zukunft meiden müssten! Je nachdem, wie ausgeprägt eine Nahrungsmittelintoleranz ist, kann eine professionelle Ernährungsberatung für den weiteren Umgang damit hilfreich sein. Dort investieren Sie Ihr Geld in jedem Fall besser als bei den Internettests. Manchmal übernimmt das sogar die Krankenkasse.

Laktose. Deswegen ist Laktoseintoleranz bei Babys extrem selten. Im Erwachsenenalter dagegen sind wir auf Milch nicht mehr angewiesen und Ernährung ohne Milch war über Jahrtausende eher der Normalzustand. Ursprünglich war also die Laktoseintoleranz bei Erwachsenen normal. Vor rund 11 000 Jahren wurde in unseren Breiten Vieh stärker domestiziert. Das lieferte neben Fleisch auch Milch und fortan wurde Milch zu einem Überlebensvorteil: Menschen, die dank einer genetischen Mutation weiterhin Milch vertragen konnten, hatten ein zusätzliches Nahrungsmittel als Energiespender.

Der Milchzucker, die Laktose, ist ein Doppelzuckermolekül aus Glukose und Galaktose. Er wird normalerweise vom Enzym Laktase im Dünndarm gespalten und kann so aufgenommen werden. Wird die Laktaseproduktion im Darm im Erwachsenenalter schwächer oder gar vollends eingestellt, gelangt ungespaltene Laktose in den Dickdarm und wird von den Darmbakterien dort zersetzt. Es entstehen Blähungen, Schmerzen, Unwohlsein, aufgedunsener Bauch, manchmal Durchfall, Schwindel, chronische Müdigkeit.

Wie viel Laktose jemand verträgt, hängt individuell davon ab, wie viel Laktase noch arbeiten kann. Ein kompletter Verzicht ist meist gar nicht erforderlich. Bei einer Laktoseintoleranz muss das jeder Patient für sich herausfinden – so auch Ayse Ö. Dabei hilft ihr das Ernährungstagebuch. Außerdem sind nicht alle Lebensmittel laktosereich: Lang gereifter Hartkäse wie Parmesan ist fast frei von Laktose, ebenso wie Butter.

Ein Tipp zum Schluss: Wenn Sie auswärts essen, können Laktasetabletten aus dem Drogeriemarkt helfen. Leider wirken sie nicht bei jedem, sodass Sie auch das ausprobieren müssen.

Selbst hochsensible laktoseintolerante Patienten vertragen den Anteil von Laktose in den Trägerstoffen von Arzneimitteln. Verzichten Sie also deswegen nicht auf verordnete Tabletten!

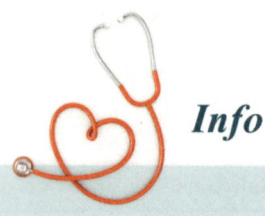

Info

MEIN TIPP: LAKTOSEBELASTUNGSTEST IN EIGENREGIE

Verzichten Sie 12 Stunden, also zum Beispiel über Nacht, auf Nahrung und trinken Sie dann 250 ml Milch. Das entspricht etwa 25 g Laktose und damit der Menge, die auch der Gastroenterologe beim Atemtest verwendet.

Wenn nach 3 bis 4 Stunden Symptome wie Rumoren, Bauchschmerzen oder Durchfall auftreten, spricht das sehr deutlich für Laktoseintoleranz. Sind Sie sich nach dem ersten Test nicht sicher, weil die Symptome nicht eindeutig waren, können Sie den Test nach 3 bis 4 Tagen mit 500 ml Milch wiederholen.

AUF EINEN BLICK:
NAHRUNGSMITTELUNVERTRÄGLICHKEIT

- **Symptome:** Rumoren im Bauch, Blähungen, Durchfall
- **Diagnostik:** Verzicht auf das verdächtige Lebensmittel, Ernährungstagebuch, ggf. H2-Atemtest, Blutuntersuchung
- **Therapie:** Verzicht auf das unverträgliche Lebensmittel bzw. Reduzierung der Menge des unverträglichen Lebensmittels
- **Langfristige Folgen bei nicht ausreichender Behandlung:** Ungewollte Sensibilisierung für entstehende Symptome, zunehmende Unsicherheit bei der Gestaltung der eigenen Ernährung, deutlich eingeschränkte Lebensqualität, sozialer Rückzug, vermehrte symptombedingte berufliche Ausfallzeiten

Unverträglichkeit oder doch eine Nahrungsmittelallergie?

Immer wieder vermuten Patienten eine Nahrungsmittelallergie hinter ihren Beschwerden. Eine echte Nahrungsmittelallergie ist eher selten: Nur 5 Prozent der Erwachsenen leiden darunter, Frauen doppelt so häufig wie Männer. Bei nahezu 90 Prozent der Betroffenen liegt außerdem gleichzeitig eine Pollenallergie vor. Unverträglichkeit und Allergie gegen Nahrungsmittel unterscheiden sich in einem wichtigen Punkt: Bei einer echten Allergie wird das Immunsystem aktiv.

Beim ersten Kontakt mit dem betreffenden Lebensmittel findet noch keine allergische Reaktion statt. Es kommt aber zu einer Sensibilisierung unseres Immunsystems gegen das Nahrungsmittel und unsere Abwehr produziert spezifische Antikörper. Beim erneuten Kontakt mit dem Allergen lösen diese Antikörper eine klassische Immunreaktion aus wie bei einer überschießenden Entzündungsreaktion.

Die Allergie kann sich ausgesprochen vielfältig auswirken:
- **Hautreaktionen:** Juckreiz, Rötungen, Nesselsucht/Quaddelbildungen
- **Atemwege:** Behinderung der Nasenatmung aufgrund der lokalen Schleimhautschwellung, Niesanfälle, Fließschnupfen mit klarem, wässrigem Sekret, Schwellungen im Kehlkopfbereich, Luftnot wie bei einem Asthmaanfall
- **Magen-Darm-Trakt:** merkwürdig pelziges Gefühl im Mund, betroffen sind Zunge, Lippen, Gaumen; Bauchkrämpfe mit Übelkeit bis zum Erbrechen, wässriger Durchfall
- **Nervensystem:** Kopfschmerzen
- **Kreislaufsystem:** Schwindel, starker Anstieg der Herzfrequenz und deutlicher Abfall des Blutdrucks sind bereits Zeichen eines allergischen Schocks und es droht Lebensgefahr: Der Notarzt muss verständigt werden!

In der Regel reagieren nicht alle Systeme gleichzeitig auf das Allergen. Welche Symptome auftreten, ist also sehr individuell. Wie stark die allergische Reaktion ausfällt, kommt auch auf die jeweilige Situation an: So können Faktoren wie die aktuelle allgemeine Verfassung, bei Frauen der Hormonzyklus, die Zubereitung (roh oder gekocht) und die Menge des Lebensmittels oder gleichzeitiger Alkoholgenuss die körperliche Reaktion beeinflussen.

Die wohl bekannteste Lebensmittelallergie ist die Erdnussallergie. Selbst Spuren davon haben zu Todesfällen geführt.

Am häufigsten treten Allergien gegen Kuhmilch, Hühnereiweiß, Fisch, Schalentiere, Soja, Erdnüsse, aber auch andere Nüsse, sowie gegen verschiedene Mehlsorten auf. Kuhmilch ist das häufigste Allergen bei Kleinkindern – und eine Allergie gegen Kuhmilch hat nichts mit der Laktoseintoleranz von Ayse Ö. aus dem letzten Kapitel zu tun! Der Auslöser ist das Milcheiweiß, nicht der Milchzucker, die Laktose.

Verbindung zur Pollenallergie

Was hat unsere Nahrung mit Pollen zu tun? Die Moleküle von Pollen und manchen Nahrungsbestandteilen ähneln sich in der Struktur. Unser Immunsystem »schaut« nicht genauer hin, sondern bleibt recht oberflächlich: Es erkennt fälschlicherweise beide Stoffe als potenziell gefährlich für unseren Organismus und setzt die Abwehrmechanismen mit all ihren Symptomen in Gang. Ein allergischer Schock ist bei einer Pollenallergie glücklicherweise nicht zu befürchten.

Man spricht in diesen Fällen von einer Kreuzallergie. Recht häufig sind die folgenden Kombinationen:

- Viele Birkenpollenallergiker vertragen **Steinobstsorten, Äpfel, Frischobst und/oder Haselnüsse** nicht.

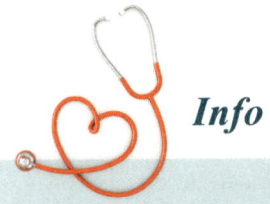

Info

URSACHEN FÜR ALLERGIEN UNKLAR

Bisher ist noch nicht geklärt, warum manche Menschen auf Nahrungsmittel – oder andere Stoffe – allergisch reagieren. Vermutlich spielen genetische Veranlagung, Ernährung und besonders die Hygieneverhältnisse in der Kindheit eine Rolle. Dabei gilt: Weniger ist mehr! Nur wenn unser Immunsystem viele Reize kennenlernt, auch Dreck, Keime und Bakterien, kann es sich angemessen darauf einstellen und passend reagieren.

Erinnern Sie sich an meine Warnung vor zu vielen PPI auf Seite 75? Speziell bei Unverträglichkeiten und Allergien gegenüber Nahrungsmitteln mutmaßt man, dass diese Medikamente eine wichtige Rolle spielen: Sie fahren die normale Produktion von Magensäure zurück. Das hat aber zur Folge, dass die Eiweißstoffe im Magen nicht ausreichend zerlegt werden und deswegen vermutlich vom Immunsystem als Allergene eingeordnet und bekämpft werden.

- Allergiker gegen Beifußpollen vertragen meist keinen **Sellerie** und vor allem keine **Gewürzmischungen**. (Darin ist Sellerie vielfach enthalten.)
- Gras- und Getreidepollenallergiker vertragen oft **Hülsenfrüchte, Soja und Erdnüsse** nicht.
- Latexallergiker reagieren häufig auch auf **Avocados, Kiwis und Bananen**.

Komplizierte Diagnose

Durch ihre Vielfalt von Symptomen sind Allergien – und besonders Kreuzallergien – schwieriger zu diagnostizieren als Nahrungsmittelunverträglichkeiten. Erst wenn sich die Reaktionen eines Patienten auf eine bestimmte Substanz regelmäßig beim Kontakt mit diesem Stoff wiederholen, ist die Diagnose Nahrungsmittelallergie gerechtfertigt. Das gilt übrigens auch für alle anderen Allergien.

Wie bei Nahrungsmittelunverträglichkeiten und -allergien sind eine genaue Krankengeschichte (Anamnese) sowie ein Ernährungstagebuch von unschätzbarem Wert. Parallel sollten andere gastrointestinale Erkrankungen wie Gastritis, chronische Darmentzündung oder Reizdarmsyndrom ausgeschlossen werden. Labortests und Hautreaktionstests liefern weitere Hinweise auf eine Allergie. Danach übernimmt am besten der Gastroenterologe, der Facharzt für Verdauung, die weitere Diagnostik, nämlich eine Ausschlussdiät (Eliminationsdiät). Als Basis dient eine Reis-Kartoffel-Diät für eine Woche. Sollte der Patient dabei nicht beschwerdefrei sein, ist eine Allergie sehr unwahrscheinlich. Hat er aber keine Beschwerden, werden schrittweise einzelne Nahrungsmittel in den Speiseplan aufgenommen, bis sich Probleme entwickeln. Das verdächtige Lebensmittel wird wieder ausgesetzt, um den Hinweis zu sichern. Dann wird es erneut zugeführt, und wenn jetzt wieder Beschwerden auftauchen, hat man die Nadel im Heuhaufen gefunden. Das ist alles in allem ein sehr komplexes und für die Beteiligten aufwendiges Diagnoseverfahren.

Zu wissen, welches Nahrungsmittel die Beschwerden auslöst, ist das eine. Das andere ist, diese Substanz zu meiden. Das ist bei Kiwis sicher leicht, aber bei Erdnüssen schon nicht mehr, denn Spuren davon sind in unzähligen Fertiglebensmitteln enthalten. Da heißt es, die Zutatenlisten ganz genau zu lesen – und auch die Speisekarten in Restaurants. Oder zu fragen, wenn Sie irgendwo zu Besuch sind. Unbewiesenen Therapieempfehlungen aus dem Internet sollten Sie keine Beachtung schenken. Lassen Sie sich bei einer kompetenten Ernährungsberaterin schulen. Wichtig ist, über ein Repertoire an Speisen zu verfügen, die für Sie ganz sicher verträglich sind. Erstellen Sie sich dazu Ihre persönliche Favoriten- und Positivlisten dieser Speisen und Zutaten.

Vermeiden Sie Fertigprodukte und Gewürzmischungen. Es ist darauf nicht immer ausreichend erkennbar, welche Stoffe wirklich und in welchen Mengen enthalten sind. Vertrauen Sie auf Ihre eigenen Zubereitungen.

Alkohol sowie histaminreiche Nahrungsmittel wie Thunfisch, Konserven, Rotwein, Käse und Schokolade verstärken die allergische Reaktion. Deswegen vermeiden Sie diese Nahrungsmittel besser. Weitere solide Informationen finden Sie auf der Webseite der Europäischen Stiftung für Allergieforschung: www.ecarf.org

Das Positive: Die Allergie kann verschwinden!

Wenn Sie ein Allergen jahrelang gemieden haben, kann eine Nahrungsmittelallergie tatsächlich verschwinden. Bei Kindern ist dies in über 50 Prozent der Fall, bei Erwachsenen immerhin zu etwa 30 Prozent. Die Hyposensibilisierung gegen Pollenallergene lindert in Bezug auf die kreuzreagierenden Lebensmittel auch nur bei 30 bis 40 Prozent der Betroffenen. Bei den Pollen selbst liegt die Erfolgsquote hingegen bei 80 bis 90 Prozent!

Auch das noch: Pseudoallergie

Manche meiner Patienten zeigen die typischen Allergiesymptome, ohne dass der Organismus spezifische Antikörper gebildet hat, die man im Blut nachweisen könnte. Das Immunsystem ist also nicht für die Beschwerden verantwortlich, sondern bestimmte Mastzellen oder häufig der Botenstoff Histamin. Beide lösen Entzündungen und damit die allergieähnlichen Symptome aus. In diesem Zusammenhang scheint eine vermehrte Durchlässigkeit der Schleimhaut im Magen-Darm-Trakt durch die Entzündung ursächlich beteiligt zu sein.

Etwa 800 000 Deutsche leiden nach Schätzungen unter Pseudoallergien.

Diese Pseudoallergien sind noch schwieriger zu diagnostizieren: Ernährungstagebuch und Eliminationsdiät sind die Mittel der Wahl. Sehe ich in einem Ernährungstagebuch viele Fertiggerichte, liegt der Verdacht nahe, dass ein Zusatzstoff in Nahrungsmitteln die Beschwerden auslöst: Konservierungs-, Farb-, Süß-, Aromastoffe und Geschmacksverstärker kommen infrage, aber auch Substanzen in Arzneimitteln. Eine selbst gekochte Nahrung aus frischen Zutaten oder eine Medikamentenumstellung können deswegen gut weiterhelfen.

Aber auch natürlich vorkommende Substanzen, die biogenen Amine, zu denen auch Histamin gehört, sind mögliche Auslöser. Sie kommen in manchen Lebensmitteln wie Fisch, Spinat oder Auberginen ganz natürlich vor oder entstehen in Reifungsprozessen etwa von Käse, Sauerkraut oder Rotwein.

Im Unterschied zu echten Allergien sind die meisten Pseudoallergien dosisabhängig: Die Aufnahme kleiner Mengen kann also durchaus beschwerdefrei verlaufen. Außerdem besteht die Hoffnung, dass die Pseudoallergie wieder ausheilt, wenn sich die Schleimhaut des Magen-Darm-Trakts wieder regeneriert hat.

AUF EINEN BLICK: NAHRUNGSMITTELALLERGIE
›› **Symptome:** Sehr individuell, siehe Seite 83
›› **Diagnostik:** Ernährungstagebuch, Ausschlussdiät, Blutuntersuchung
›› **Therapie:** Verzicht auf das Lebensmittel

REIZDARMSYNDROM: DIE VERDAUUNG SPIELT VERRÜCKT

Krampfartige Bauchbeschwerden, Unwohlsein, Blähungen, Völlegefühl, Bauchgrummeln, ab und zu Übelkeit, wechselndes Stuhlverhalten, aber mehrheitlich weicher, breiiger Stuhlgang mehrfach täglich – und das alles bereits seit fünf Monaten: Mit all diesen Beschwerden kommt Franziska J. zu mir. Da die 36-jährige Dentalhygienikerin nachts keine Beschwerden, kein Fieber und auch nicht abgenommen hat, es außerdem keinen Hinweis auf einen Zusammenhang mit bestimmten Lebensmitteln gibt, geht mein Verdacht in Richtung Reizdarmsyndrom (RDS). Davon sind schätzungsweise 10 bis 15 Prozent der Bevölkerung betroffen, meist zwischen 20 und 40 Jahren und mehrheitlich Frauen.

Um diesen Verdacht zu erhärten – oder zu entkräften –, muss ich als Arzt alle anderen Ursachen wie etwa Infektionen oder anatomische Veränderungen für diese Symptome ausschließen. Wir Mediziner sprechen dann von einer Ausschlussdiagnose. Dazu sind umfangreiche Untersuchungen bei Franziska J. notwendig: Laborwerte des Bluts, Stuhluntersuchung auf pathogene Keime und Parasiten, Ultraschall. Auch eine Endoskopie des Magen-Darm-Trakts ist erforderlich, um eine chronisch entzündliche Darmerkrankung (zum Beispiel Morbus Crohn, Colitis ulcerosa) auszuschließen, sowie eine gynäkologische Untersuchung.

Es gibt verschiedene Vermutungen zu den Ursachen von RDS: eine Barrierestörung an der Darmschleimhaut, Mikroentzündungen der Schleimhaut, eine veränderte Darmflora, eine leichte, aber dauerhafte Aktivierung des Immunsystems, eine Motilitäts-, also Bewegungsstörung des Darms sowie eine Hypersensitivität der Rezeptoren und dadurch ein stärkeres Schmerzempfinden.

Versuch und Irrtum bei der Symptombekämpfung
Da bis heute die Gründe für RDS ungeklärt sind und es dazu nur Vermutungen gibt, existiert auch keine ursächliche Therapie. Ich kann also mit Franziska J. nur die Symptome bekämpfen und dabei müssen wir einiges ausprobieren, denn auf die unterschiedlichen Maßnahmen reagiert jeder Reizdarm individuell. Das ist unbefriedigend für mich und für die Patienten, aber leider nicht zu ändern. Positiv aber ist, dass ich sie hinsichtlich ihrer schlimmsten Befürchtungen beruhigen kann: Das Reizdarmsyndrom verkürzt weder die Lebenserwartung, noch erhöht es das Krebsrisiko! Zur Linderung der Beschwerden setzen wir auf unterschiedliche Maßnahmen:

- Zur Krampflösung nutzen wir **Wärmeanwendungen, Bauchwickel sowie krampflösende Mittel** (Spasmolytika) wie Buscopan und Pfefferminzöle.
- Bei Blähungen und Völlegefühl kommen **natürliche blähungsreduzierende Mittel** zum Einsatz wie Tees aus Fenchel, Kümmel, Anis, Kamille sowie probiotische Nahrungsmittel wie Kefir und pflanzliche Arzneimittel wie Iberogast.
- Bei Verstopfung und bei Durchfall helfen **lösliche Ballaststoffe** wie Flohsamenschalen. Plagt die Verstopfung einen Patienten sehr, rate ich manchmal auch zu milden Abführmitteln. Auch niedrig dosierte Antidepressiva wirken, obwohl keine Depression existiert. Sie beeinflussen den Serotoninstoffwechsel. Dieser Neurotransmitter wirkt wohl auch bei der Sinnesverarbeitung im »Darmhirn«.

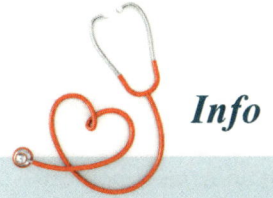

Info

PFLEGEN SIE IHRE ESSKULTUR

Versuchen Sie, möglichst regelmäßig zu essen. Essen Sie bewusst und nehmen Sie sich Zeit für eine wertige Nahrungsaufnahme. Essen Sie möglichst ausgewogen und auch nicht zu heiß, zu kalt, zu intensiv und scharf gewürzt. Vermeiden Sie Diätgetränke mit Zuckeraustauschstoffen und kohlensäurehaltige Getränke.

Besser als Medikamente: FODMAP-arme Diät

Australische Wissenschaftler haben eine spezielle Ernährungsform entwickelt, die ich Franziska J. und meinen anderen RDS-Patienten immer empfehle, weil sie in 80 (!) Prozent der Fälle eine erhebliche Verbesserung bringt. Diesen Wert erreicht bisher kein Medikament! Low-FODMAP setzt darauf, dass die RDS-Patienten weniger von jenen Lebensmitteln zu sich nehmen, die bei ihnen regelmäßig Verdauungsbeschwerden auslösen. Das sind vor allem fermentierbare Oligosaccharide, Disaccharide, Monosaccharide und Polyole, also bestimmte Zuckerstoffe und Alkoholverbindungen, die von den Bakterien im Darm verarbeitet werden und anschließend zu den RDS-Beschwerden führen können. FODMAP steht eben genau für fermentierbare Oligosaccharide, Disaccharide, Monosaccharide und (and) Polyole. Gemeint sind also Einzel-, Zweifach-, Mehrfachzuckerverbindungen und in der Nahrung natürlich vorkommende Alkoholverbindungen. Als FODMAP-reich und damit entsprechend problematisch gelten: Äpfel, Pflaumen,

Pfirsiche, Mangos, Grapefruits, Frühlingszwiebeln, Zuckermais, Erbsen und Bohnen sowie Weizen, Gerste und Roggen.

Bei Franziska J. beobachte ich wie bei vielen anderen neben dem Nachlassen der Beschwerden noch einen ganz anderen Effekt: Sie fühlt sich besser, weil sie durch die Diät die eigene Darmfunktion beeinflussen kann, ihre Kontrolle und Selbstbestimmung darüber zurückgewinnt, statt mit Ohnmachtsgefühlen den Beschwerden hilflos ausgesetzt zu sein. Diese innere Einstellung trägt sehr zu einer besseren Lebensqualität bei.

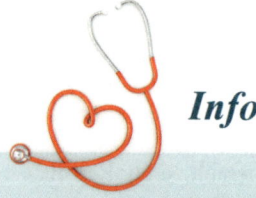

Info

MEIN TIPP: ERNÄHRUNGSBERATUNG NUTZEN!

Investieren Sie Ihr Geld in eine professionelle Ernährungsberatung beim examinierten Ökotrophologen, statt im Internet auf dubiose teure Beratungen hereinzufallen. Dort erhalten Sie eventuell Fehlinformationen und mit Sicherheit keine auf Sie individuell abgestimmten Empfehlungen. Zuverlässige Infos gibt es zwar auf den Websites der gastroenterologischen Fachgesellschaften. Aus meiner Sicht können sie aber nicht eine Schulung beim Ernährungsberater ersetzen, die nur auf Sie, Ihre Symptome und Ihr Leben abgestimmt ist. Bitten Sie Ihre Krankenkasse um finanzielle Unterstützung bei den Schulungskosten.

AUF EINEN BLICK: REIZDARMSYNDROM

›› **Symptome:** Krampfartige Bauchbeschwerden, Unwohlsein, Blähungen, Völlegefühl, Bauchgrummeln, gelegentliche Übelkeit, wechselndes Stuhlverhalten

›› **Diagnostik:** Ausschlussdiagnose durch Blut- und Stuhluntersuchung, Ultraschall, Endoskopie, gynäkologische Untersuchung

›› **Therapie:** Symptomatische Behandlung der führenden Beschwerden: Durchfall, Verstopfung, Krämpfe; Diät Low-FODMAP

›› **Langfristige Folgen bei nicht ausreichender Behandlung:** Ungewollte Sensibilisierung für entstehende Symptome, zunehmende Unsicherheit bei der Gestaltung der Ernährung, nachhaltige Störung der Einflussnahme auf die eigenen Körperfunktionen, deutlich eingeschränkte Lebensqualität, sozialer Rückzug, vermehrte symptombedingte berufliche Ausfallzeiten

FETTLEBER – AUCH OHNE ALKOHOL IMMER ÖFTER EIN GROSSES PROBLEM

Im Rahmen einer Einstellungsuntersuchung zeigten sich in Manuela N.s Blutbild niedrige Werte für weiße Blutkörperchen und Blutplättchen. Als Hausarzt war es an mir, dies zu kontrollieren und weiter zu untersuchen. Seit Jahren diagnostiziert waren bei der 51-Jährigen bereits ein insulinpflichtiger Diabetes mellitus Typ 1 und eine extreme Adipositas mit einem Gewicht von 149 kg bei einer Größe von 173 cm: Entsprechend lag der BMI bei 49,8!

Leider waren die Ergebnisse niederschmetternd: Das schlechte Blutbild bestätigte sich und der Ultraschall ergab diesmal nicht nur eine schon bekannte verfettete Leber (Steatosis hepatis), sondern auch eine stark vergrößerte Milz. Das passte zum Blutbild, denn in einer vergrößerten Milz werden vermehrt Blutplättchen herausgefiltert. Die nötige Überweisung zum Hämato-Onkologen brachte nach einer Knochenmarkanalyse den Verdacht auf ein niedrig malignes Non-Hodgkin-Lymphom (langsam wachsender Lymphdrüsenkrebs). Glücklicherweise konnte dies mittlerweile ausgeschlossen werden. Die parallele Untersuchung durch einen Gastroenterologen wegen anhaltender Durchfälle ergab Ösophagusvarizen (Krampfadern in der Speiseröhre) zweiten Grades und eine Fettleberzirrhose. Sie war Ursache für die Organveränderung an der Milz und die Bildung von Blutbestandteilen in der Leber. Manuela N. steht jetzt auf der Lebertransplantationsliste!

Eine Fettleber bereitet dem Patienten keine direkten Beschwerden.

Sie finden dieses Beispiel extrem? In den USA warten Jahr für Jahr mehr Patienten mit nichtalkoholischer Fettleber auf ein Spenderorgan und die steigende Tendenz von nichtalkoholischen Fettlebern zeigt sich in mehreren westlichen Ländern – auch bei uns. Der Fall von Manuela N. verdeutlicht sehr eindrucksvoll, wie sich eine Überlastung der Leber auswirken kann, wenn sie nicht gestoppt wird. Genau das ist zum Glück ohne großen Aufwand möglich, denn die Leber ist ein sehr regenerationsfähiges Organ!

Längst ist es nicht mehr wie früher nur der Alkohol, der die Leber zerstört. Heute sind Übergewicht und Adipositas die Hauptursache. Eine wichtige Rolle spielt dabei Fruchtzucker. Dieser Zucker wurde in Studien als ein besonderer Risikofaktor identifiziert. Dabei ist aber nicht der im Obst enthaltene Fruktoseanteil gemeint, sondern jener, der bei der Herstellung von Nahrungsmitteln und Getränken zugesetzt wird. Solche Lebensmittel sollten klar gemieden werden.

Tatsächlich finde ich mittlerweile bei fast jedem zweiten Erwachsenen und in zwei Drittel der Fälle mit Übergewicht (BMI über 25 bis 30) – also längst noch nicht so ausgeprägt wie bei Manuela N. (BMI 49,8) – im Ultraschall das typische Bild einer homogen verdichteten Leber. Es ist recht eindrucksvoll, wenn ich den Patienten dann im Vergleich zur heller erscheinenden Leber das

> *Im Optimalfall sind Leber und Niere im Ultraschallbild etwa gleich dunkel.*

typische dunklere Echomuster der angrenzenden Niere zeige – zumal er nichts davon spürt. Sind dann noch die Laborwerte der Leber schlecht und andere Ursachen ausgeschlossen, ist die Diagnose Fettleber eindeutig.

Besonders perfide an der Fettleber: Sie zeigt über viele Jahre hinweg keine relevanten Symptome oder Schmerzen. Das Hauptsymptom der Lebererkrankung, die Müdigkeit, wird äußerst selten damit in Zusammenhang gebracht und gelassen akzeptiert.

Abnehmen verhindert schlimmen Leberschaden

Schon eine Verringerung des Gewichts um nur 5 Prozent verbessert die Leberwerte signifikant. Bei rund 10 Prozent kann sich das Organ binnen eines Jahres erholen, sodass sich die Werte normalisieren. Für die einzig wirksame/nachhaltige Therapie gibt es keine Medizin, die muss jeder Patient selbst durchführen: Abnehmen! Tipps dazu finden Sie ab Seite 139. Parallel sollte die Bewegung angekurbelt werden, weil sie sinnvoll dabei unterstützt, die Leber- und auch die Fettwerte zu senken. Außerdem sollten Medikamente ersetzt werden, die eine Fettleberhepatitis fördern oder die Leberfunktion stören könnten.

Wer das umsetzen kann, hat eine ausgesprochen günstige Prognose, eben weil die Leber ein beachtliches Regenerationspotenzial

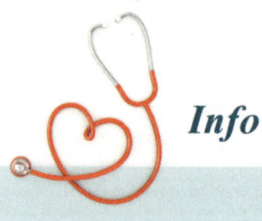

Info

MEDIKAMENTE, DIE EINE FETTLEBER FÖRDERN

Arzneimittel haben Nebenwirkungen, die manchmal auch die Leberfunktion stören. Bekannt ist in diesem Zusammenhang Amiodaron, ein Mittel gegen Herzrhythmusstörungen: Es beeinträchtigt in bis zu 25 Prozent der Fälle die Leberfunktion. Auch Steroide (Mittel, die bei verschiedenen Rheumaerkrankungen zur Dämpfung der überschießenden Reaktion unseres Immunsystems eingesetzt werden), Blutdrucksenker (Nifedipin), Brustkrebstherapeutika (Tamoxifen) und andere Medikamente können eine Fettleber-Hepatitis verursachen.

besitzt. Unbehandelt jedoch wird zunächst vermehrt Bindegewebe in die Leber eingebaut und es kommt zur unheilbaren Leberfibrose. Im weiteren Verlauf ergibt sich daraus ein unumkehrbarer Bindegewebsumbau bis zur letztlich tödlichen Leberzirrhose.

Lebergesund essen

Mit den folgenden Tipps tun Sie Ihrer Leber – und auch Ihrer Gesundheit insgesamt – viel Gutes. Damit beugen Sie einer Fettleber wirkungsvoll vor und Sie nehmen, wenn Sie es mit den Mengen nicht übertreiben, obendrein ab:

- Auch die Leber liebt die **klassische mediterrane Kost** mit frischen, überwiegend pflanzlichen Anteilen, eher selten rotem Fleisch, stattdessen Fisch mit hohem Anteil an Omega-3-Fettsäuren (Makrele, Lachs, Hering).

- **gesunde Öle** wie Leinöl, Olivenöl
- **(Wal-)Nüsse**
- **fettarme Milchprodukte** in geringen Mengen
- **frisches Obst**
- Vermeiden Sie bitte Lebensmittel, denen Fruktose künstlich zugesetzt wurde.
- Essen Sie möglichst **keine oder nur ausgesprochen wenige Fertiglebensmittel.**
- Genießen Sie **täglich bis zu fünf Tassen Kaffee.** Ihm konnte eine Schutzfunktion für die Lebergesundheit nachgewiesen werden.
- **Moderate, regelmäßige Bewegung** verbessert insgesamt Ihr Stoffwechselprofil und dient nicht nur der Lebergesundheit, sondern verbessert auch die Herz-Kreislauf-Funktion und Ihre Gesamtprognose.

AUF EINEN BLICK: FETTLEBER

》》 Symptome: Keine spezifischen Symptome, (starke) Müdigkeit, Leistungsminderung

》》 Diagnostik: Blutuntersuchung, Ultraschall

》》 Therapie: Gewichtsabnahme, Bewegung, Wechsel von Medikamenten auf andere, die die Leber nicht oder weniger belasten

》》 Langfristige Folgen bei nicht ausreichender Behandlung: Im schlimmsten Fall kann sich eine irreversible Leberveränderung ergeben und nur noch durch eine Organtransplantation behoben werden.

GALLENSTEINE – OFT MACHEN SIE KEINEN ÄRGER, ABER WENN ...

... dann wird es unangenehm. Das erfuhr Elke H. ausgerechnet im Urlaub: Die 41-Jährige litt dort immer wieder unter krampfartigen Schmerzen im Oberbauch, die in den Rücken und die rechte Schulter ausstrahlten. Gleichzeitig war ihr leicht übel, allerdings ohne Erbrechen, Durchfall und Fieber. Sie vermutete eine Magenverstimmung, wie sie im Urlaub schon mal vorkommt, und half sich selbst mit Fencheltee und Schonkost – beides ist bei einem verdorbenen Magen prinzipiell eine gute Idee.

Doch auch zu Hause kam es erneut zu diesen Beschwerden, die sie schließlich in meine Praxis führten. Als ich genauer nachfragte, stellte sich heraus, dass die Probleme größtenteils nach dem Essen und sehr verlässlich nach kurz gebratenen und fettigen Speisen auftraten. Für mich ein wichtiger Hinweis auf eventuelle Gallensteine.

Im Ultraschall konnte ich meine Verdachtsdiagnose sofort bestätigen: Ein 12 mm großer Gallenstein bewegte sich auch beim Umlagern der Patientin auf der Untersuchungsliege mit. So war ein Gallenblasenpolyp (eine Schleimhautvorwölbung der Gallenblaseninnenwand) definitiv ausgeschlossen. Die Gallengänge innerhalb und außerhalb der Leber waren unauffällig, also nicht gestaut und die Gallenblase war nicht entzündet. Im Labor waren erfreulicherweise keine erhöhten Blutparameter für eine Gallenwegserkrankung nachweisbar. Damit stand die Diagnose einer symptomatischen Cholezystolithiasis fest (Beschwerden verursachende Gallenblasensteinerkrankung).

Bei Gallensteinen unterscheidet man nach ihrem Vorkommen Gallenblasensteine und Gallengangsteine. Die ersten befinden sich in der Gallenblase, die zweiten im Gallengang. Besonders schmerzhaft sind Koliken, die durch Steine im engen Gallengang verursacht werden.

75 Prozent der Gallensteine, die sogenannten stummen Gallensteine, verursachen gar keine Beschwerden und werden deswegen nur bei einem Ultraschall der Bauchorgane entdeckt. Elke H. dagegen hatte Pech: Da die Symptombekämpfung nichts gebracht hatte, konnte ich ihr nur zur elektiven operativen Gallenblasenentfernung in chirurgischer Schlüssellochtechnik, also mit Endoskop, raten. – Bei einer elektiven Operation kann der Patient den Zeitpunkt wählen. Dagegen muss eine Notoperation sofort stattfinden und eine dringliche OP in den nächsten Tagen. – Die OP verlief unkompliziert und erlöste Elke H. von ihren Beschwerden.

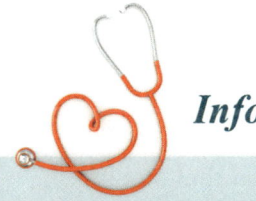

Info

ALTERNATIVEN ZUR GALLENBLASEN-OP?

Die Aussicht auf eine Operation ist nie schön, aber bei symptomatischen – also Beschwerden verursachenden – Gallensteinen die erste Wahl, weil die Gallenblasenentfernung in der Regel dauerhaft wirkt. Die Ursache für Gallensteine ist ein gestörtes Mischungsverhältnis in der Zusammensetzung der Gallenflüssigkeit. Diese wird in der Leber hergestellt und in der Gallenblase als Reservoir aufbewahrt. Durch die falsche Zusammensetzung fallen Kristalle aus, die zur Steinbildung führen. Wurde die Gallenblase entfernt, tropft die Flüssigkeit direkt über den Gallengang in den Zwölffingerdarm. So kann der überschießenden Kristallbildung in der Gallenblase, in der die Flüssigkeit sonst bis zur nächsten Nahrungsaufnahme »geparkt« wurde, entgegengewirkt werden. Die meisten Patienten führen danach ein Leben ohne Beschwerden.

Gallensteine verhindern

15 bis 20 Prozent der Deutschen haben Gallensteine. Sind die einmal da und bereiten Schmerzen, ist eine OP das Mittel der Wahl. Aber Sie können viel tun, um Gallensteinen vorzubeugen, denn die Plagegeister sind eindeutig verknüpft mit dem westlichen Überfluss-Lebensstil – also zu viele Kalorien und kaum oder keine Bewegung.

Bei dem afrikanischen Stamm der Massai kennt man keine Gallensteine, sofern die Menschen ihrem ursprünglichen Lebensstil und ihren Ernährungsgewohnheiten folgen.

Ein Blick auf die Risikofaktoren sagt Ihnen, wann Sie hellhörig werden sollten. Dabei gilt die sogenannte 6-F-Regel:

- **family:** In manchen Familien kommen Gallensteine besonders oft vor. Forscher haben auch eine entsprechende Genmutation gefunden.
- **fat:** Übergewicht, eine ballaststoffarme und cholesterinreiche Kost, stark schwankendes Gewicht, Fastenkuren und Jo-Jo-Effekt steigern das Risiko für Gallensteine erheblich.
- **forty:** Bei einem Alter über 40 Jahren kommen Gallensteine deutlich öfter vor. Bei Frauen spielt dann auch eine Hormonersatztherapie in den Wechseljahren eine Risikorolle.
- **fertile:** Fruchtbare Frauen, die mehrere Kinder zur Welt gebracht haben, bekommen häufiger Gallensteine.
- **fair:** Hellhäutige, blonde Menschen haben ein höheres Risiko.
- **female:** Frauen bekommen doppelt so oft Gallensteine wie Männer.

Es gilt also, Übergewicht langsam (!) abzubauen: Verzichten Sie bitte auf Crashdiäten – diese fördern über komplexe Stoffwechselwege die Bildung von Gallensteinen! Das Übergewicht ist ja auch nicht in zwei Wochen entstanden. Bringen Sie regelmäßige Bewegung und körperliche Aktivität in Ihren Alltag. Etablieren Sie eine gesunde ausgewogene Ernährung nicht nur vorübergehend für ein paar Wochen, sondern als dauerhafte Kost, die genug Ballaststoffe enthält und vollwertig zusammengestellt ist. Bestes Beispiel: die klassische mediterrane Kost (siehe Seite 146).

AUF EINEN BLICK: GALLENSTEINE/CHOLEZYSTOLITHIASIS

>> **Symptome:** Krampfartige Schmerzen im Oberbauch, Übelkeit, beides besonders nach kurz gebratenen und fettigen Speisen
>> **Diagnostik:** Anamnese, körperliche Untersuchung, Blutuntersuchung, Ultraschall
>> **Therapie:** Anfangs zumindest entkrampfende Medikamente und im Verlauf operative Entfernung der Gallenblase
>> **Langfristige Folgen bei nicht ausreichender Behandlung:** In komplizierten Fällen kann eine begleitende Bauchspeicheldrüsenentzündung (akute Pankreatitis) entstehen. Sie kann in Einzelfällen sehr gefährlich bis lebensbedrohlich verlaufen. Ebenso können große Gallensteine zu einem Verschluss des Darms führen und sogar einen sogenannten Gallensteinileus (Darmverschluss) verursachen.

RÜCKEN UND GELENKE – WENN ES ZIEPT UND KNACKT

Haben Sie schon einmal kleinen Kindern beim Spielen zugeschaut? Sie sitzen vielleicht eine kleine Weile still an ihrem Platz, aber dann springen sie auf, laufen irgendwo anders hin, bücken sich nach etwas, rennen wieder los, hüpfen, drehen sich, recken sich oder rennen einfach nur so im Kreis. Damit trainieren sie ihren Bewegungsapparat vielseitig und oft, stärken ihn und bereiten ihn vor auf ein bewegtes Erwachsenenleben.

Doch was davon gibt es noch in Ihrem Leben als erwachsener Mensch? Wenn Sie einen Beruf am Schreibtisch haben, vermutlich nicht viel. Wenn Sie körperlich arbeiten müssen, ist es bestimmt viel mehr. Aber ist es auch abwechslungsreich? In beiden Fällen ist die körperliche Belastung meist so einseitig, dass besonders beanspruchte Partien wie Rücken und Gelenke sich irgendwann schmerzhaft zu Wort melden. Dabei können Sie durch einen bewegten Lebensstil viele Beschwerden vermeiden oder wieder ins Lot bringen, wenn Sie sich bewusst abwechslungsreich bewegen und aktiv Kontrapunkte zu einseitigen Belastungen setzen.

ICH HABE RÜCKEN

Schon als Achim B. langsam mein Sprechzimmer betritt – stöhnend und mit der Hand am Rücken –, ahne ich, worum es gehen wird, und so ist es auch: »Ich habe Rücken«, sagt er mir. Damit ist er nicht allein: Zwei Drittel der deutschen Bevölkerung klagen mindestens einmal pro Jahr über Rückenprobleme und jede fünfte Frau sowie jeder siebte Mann in Deutschland leiden dauerhaft unter Rückenschmerzen. Bei meinen Fachkollegen von der Orthopädie ist tatsächlich

Röntgen bitte nur, wenn die klare medizinische Notwendigkeit dazu besteht.

im Schnitt jeder zweite Patient ein Rückenpatient. Bei mir sind es nicht ganz so viele, weil ein großer Teil erst gar nicht den »Umweg« über die Hausarztpraxis nimmt.

Dabei würde sich das durchaus lohnen: In neun von zehn Fällen lassen die Rückenschmerzen ohne größere Eingriffe innerhalb von sechs Wochen wieder nach – nur durch Schmerzmittel und konservative Behandlung. Dadurch ließen sich viele unnötige Röntgenuntersuchungen vermeiden. Sie tun zwar nicht weh, aber jede unnötige Strahlenbelastung sollte unterbleiben, denn sie ist schlichtweg zellschädigend.

Achim B., dessen Rücken im Bereich der Lendenwirbel schmerzt, kann ich mit diesen Informationen noch nicht ganz beruhigen. Er fürchtet sich vor einem Bandscheibenvorfall (Bandscheibenprolaps): »Den hatte mein Nachbar auch. Der musste dann operiert werden und seitdem geht es ihm immer noch nicht gut.« Tatsächlich haben die Bandscheibenoperationen seit 2007 um über 40 Prozent zugenommen und viele davon wären vermeidbar wie bei Konstantin P., den Sie von Seite 28 kennen. – Ein Schelm, wer jetzt denkt, hier ginge es mehr ums Geld als um das Wohl der Patienten... – Da sich leider manchmal nach einer solchen OP Narbengewebe bildet, das stört, indem es selbst auf die betroffenen Nervenstrukturen drückt, haben viele Betroffene auch nach einer Operation noch Beschwerden. In diesen Fällen ist dann unter Umständen sogar eine zweite OP nötig.

Mein Tipp: Holen Sie vor einer Rücken-OP immer eine Zweitmeinung ein. Auch die gesetzlichen Krankenkassen befürworten dies.

Wie selten die Bandscheibe für Rückenschmerzen verantwortlich ist, zeigen immer wieder Untersuchungen an älteren Menschen: Im CT oder vorrangig im MRT entdeckt man bei jedem Dritten einen Prolaps, ohne dass die Untersuchten über entsprechende Beschwerden klagen. Fakt ist: Nur in 20 Prozent der Fälle finden wir Mediziner konkrete Ursachen für die so vielfach beklagten Rückenschmerzen. Bei 80 Prozent sind die Ursachen nicht eindeutig bekannt. Wir sprechen dann von unspezifischen Rückenschmerzen – und deren Ursache liegt regelmäßig in den persönlichen Lebensumständen.

So erzählt mir Achim B., dass er beruflich als Mitarbeiter der Kölner Stadtverwaltung viel sitzt und außerdem gerade Stress mit seiner Scheidung hat. Für mich als Arzt sind das zwei gute Ansatzpunkte für die Therapie:

- Ein gesunder Rücken benötigt viel **abwechslungsreiche Bewegung,** gerade auch den ganzen Tag über.
- Der **Rücken reagiert auf Stress** oft mit Schmerzen.

Dabei spielen speziell die Faszien eine besondere Rolle. Als ich das Herrn B. erkläre, versteht er, dass wir auf Röntgen und Co. zunächst verzichten können und das nur sinnvoll wird, wenn die Behandlung, die wir jetzt verabreden, nicht wirkt. Wir können uns durchaus bis zu sechs Wochen Zeit nehmen, die Behandlungsansätze wirken zu lassen. Erfahrungsgemäß sind die allermeisten unspezifischen Rückenschmerzen danach abgeklungen.

In manchen Fällen jedoch kommen zu den Rückenschmerzen noch andere Symptome wie etwa Lähmungserscheinungen oder Inkontinenz. Sie gelten als Warnsignale, die auf schwerwiegende Ursachen wie Nervenschäden oder Wirbelbrüche hindeuten. In der Medizin werden sie als »red flags« bezeichnet und müssen dringend abgeklärt werden, meist im MRT, weil sie anders behandelt werden müssen als die unspezifischen Rückenschmerzen. Ist auf diese Weise die genaue Ursache zu identifizieren, gilt es, den in Mitleidenschaft gezogenen Nerv wieder zu entlasten.

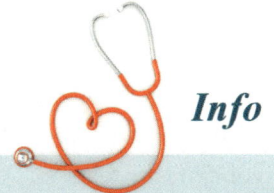

Info

FASZIEN – DAS UNTERSCHÄTZTE BINDEGEWEBE

Faszien umhüllen die Muskeln, Knochen, Gelenke, Bänder und Sehnen. In ihrer Gesamtheit tragen sie so ganz entscheidend zum Erhalt der Körperspannung bei. Wie wichtig sie für das gesunde Zusammenspiel der Funktionen unseres Bewegungsapparats sind, wird erst seit ein paar Jahren immer deutlicher: Sie spielen eine große Rolle bei der Entstehung und Vermittlung von Schmerzen sowie deren Linderung bei einer unserer Volkskrankheiten, den Rückenschmerzen. Faszien sind dicht mit Rezeptoren besetzt und können folglich Schmerzen weiterleiten. Mehrere Forschungsprojekte untersuchen die Wirkung von Behandlungsmethoden auf die Faszien. Bisher wurde festgestellt:

- **Akupunktur** hat Einfluss auf die Funktion der Faszien und auf ihren Spannungszustand. Die bekannten Akupunkturpunkte liegen überwiegend auf wichtigen Faszienpunkten, die dicht mit Rezeptoren und Nervenenden besetzt sind.
- Bei **Massagen** reagieren die Fibroblasten, die Zellen des Bindegewebes, auf Dehnung. Es werden vermehrt relaxierende, also entspannende Botenstoffe freigesetzt und diese wiederum wirken beruhigend auf das vegetative Nervensystem. Verfilzungen können sogar aufgelöst werden.
- Beim **Yoga** wirkt vorrangig der Dehnungseffekt schmerzlindernd, weniger der meditative Effekt.

Daraus lässt sich schließen, dass Faszientraining mit rhythmischen, schwingenden, weitschweifenden Bewegungsmustern die Geschmeidigkeit des Bindegewebes fördert und auch der Druck von Faszienrollen und -bällen Schmerzen lindern, vor allem aber vermeiden kann.

Um ihm die akuten Schmerzen zu nehmen, verordne ich Achim B. für eine Woche Ibuprofen 600 mg. Für diese Woche schreibe ich ihn auch krank, rate ihm aber, sich nicht nur vor den Fernseher zu legen oder rumzusitzen, sondern sich sanft zu bewegen: Recken, strecken und viel spazieren gehen werden die Verspannungen der Lendenmuskulatur lösen und die Muskeln mit Sauerstoff und Nährstoffen versorgen. Akupunktur, die in solchen Fällen auch gut hilft, möchte er nicht, denn er hat Angst vor den Nadeln. Nach dieser Woche sollten die Schmerzen so weit zurückgegangen sein, dass Herr B. zur Krankengymnastik gehen kann. Die Übungen soll er dann auch zwischen den wöchentlichen Terminen zu Hause machen – und am besten sein Leben lang zwei- oder besser dreimal pro Woche. Es sei denn, er sucht sich eine Sportart, die ihm Spaß macht, und betreibt sie regelmäßig. Für den Rücken ist es nicht nützlich, sich nur einmal in der Woche richtig auszupowern. Er bleibt schmerzfrei, wenn wir uns jeden Tag bewegen, auch zwischendurch.

Yoga kombiniert Bewegung und Meditation in einzigartiger Weise. Beim Qigong bewegen Sie den ganzen Körper auf sehr sanfte Weise komplett durch und entspannen gleichzeitig.

Spazierengehen und Sport sind auch ein guter Ausgleich gegen Stress. Da eine Scheidung, selbst wenn sie einigermaßen gütlich verläuft, fast immer belastend ist, empfehle ich Achim B., sich aktiv um Entspannung zu bemühen. Wissenschaftlich nachgewiesen ist zum Beispiel die Wirkung von progressiver Muskelrelaxation nach Jacobson (PMR), autogenem Training, Yoga und Meditation und Achtsamkeitstraining. Herr B. entscheidet sich für PMR, weil es ihm am einfachsten erscheint.

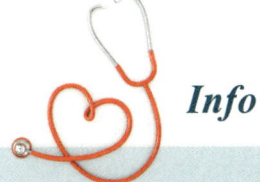

Info

HEXENSCHUSS/LUMBAGO

Ein Bücken nach dem heruntergefallenen Stift – und plötzlich geht nichts mehr. Der Hexenschuss kommt aus dem Nichts und ist extrem schmerzhaft: Sich damit zu bewegen, ist eine Qual. Die meisten Patienten vermuten deshalb einen Bandscheibenvorfall, tatsächlich hat sich »nur« die Muskulatur sehr stark verspannt und fühlt sich extrem hart an der betroffenen Stelle an. Manchmal haben sich auch die Wirbelkörper eine Winzigkeit verschoben und die Gelenkflächen sind in die eine oder andere Bewegungsrichtung blockiert. Durchzug, Kälte und Stress verstärken diese Auslöser. Da helfen dann tatsächlich erst einmal nur Schmerzmittel und bei korrekter Indikation manuelle Therapie oder Chirotherapie. Sind die Beschwerden abgeklungen, ist es auch hier wichtig, in Bewegung zu kommen, damit die Muskeln gut versorgt werden.

AUF EINEN BLICK: RÜCKENSCHMERZEN

» **Symptome:** Schmerzen im Rücken oder/und im Schulter-Nacken-Bereich
» **Diagnostik:** Anamnese, körperliche Untersuchung auch zum Ausschluss von Warnzeichen (Red-flag-Symptomen), Röntgendiagnostik nicht unmittelbar bei unspezifischen Rückenschmerzen, sondern nur bei anhaltenden Beschwerden über mehrere Wochen oder bei anderen Warnzeichen
» **Therapie:** Primär konservativ: gezielte Bewegung und Physiotherapie parallel zu medikamentöser Schmerzlinderung durch NSAR
» **Operativ bzw. invasiv durch spezielle Injektionen:** Wenn die konservative Behandlung ohne Erfolg bleibt oder bei Auftreten von Red-flag-Symptomen

ARTHROSE – BESSER VORBEUGEN, DENN HEILEN GEHT NICHT

Erinnern Sie sich an Monika L. von Seite 30? So wie sie kommen mehrmals im Monat Menschen mit Schmerzen im Knie – und auch in anderen Gelenken wie der Hüfte – in meine Praxis. Kein Wunder, denn die Abnutzung von Gelenken, die Arthrose, ist in Deutschland und auch international die am häufigsten vorkommende Gelenkerkrankung. Blickt man auf die Lebensspanne zwischen 18 und 79 Jahren, ist jeder Fünfte betroffen. Ab 65 Jahren haben sogar rund 48,1 Prozent der Frauen und 31,2 Prozent der Männer Hüft- oder Kniegelenksarthrose.

Der typische Arthroseschmerz tritt anfangs nur phasenweise und belastungsabhängig auf, vor allem nach längeren Ruhepausen und morgens nach dem Schlafen. Mit der Zeit kommen die Schmerzen häufiger, stärker und auch bei geringeren Belastungen. Eine Entzündung lässt das Gelenk manchmal zusätzlich anschwellen.

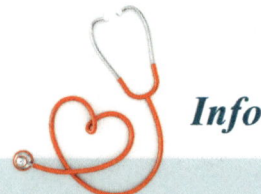

Info

GAR NICHT SCHLIMM: GERÄUSCHE IM GELENK

Knackende Finger- oder andere Gelenke kennen Sie sicher. Arthrosepatienten sind jedoch meist sehr verunsichert von solchen bewegungsabhängigen Geräuschen. Sie sind aber nicht typisch oder beweisend für eine Arthrose und kein Grund zur Sorge. Ein mechanisch arbeitender Teil des Bewegungsapparats – nichts anderes ist ein Gelenk – darf in Aktion reibende, knirschende, knackende Geräusche von sich geben.

Neben der körperlichen Untersuchung bringt vor allem das Röntgenbild Sicherheit bei der Diagnose: Es zeigt, dass der Gelenkspalt, also der Platz zwischen den beiden Gelenkknochen, kleiner geworden ist. Auch gutartige Wucherungen (Osteophyten), Verdichtungen am Gelenkknochen sowie bei starker Arthrose ein fast aufgebrauchter Knorpel sind zu sehen.

Da Arthrose mehr Einschränkungen und Behinderungen verursacht als jede andere Erkrankung und die Lebensqualität enorm einschränkt, kann ich Ihnen die Vorbeugung dagegen nur empfehlen. Das ist nämlich das Einzige, was hilft! Ist eine Arthrose erst einmal da, kann man sie – entgegen anderen Behauptungen in der Presse – bis heute nur behandeln, aber nicht heilen: Es existiert bisher weder ein Medikament noch eine Operation, die Arthrose stoppen, geschweige denn auskurieren kann.

Sie selbst können aber zumindest bis zu einem gewissen Grad beeinflussen, wie schnell sich Ihre Arthrose entwickelt. Dabei spielen zwei Faktoren eine wichtige Rolle: Übergewicht und extreme Gelenkbelastungen. Das sind die beiden Aspekte, die Sie in der Hand haben!

Ohne Gelenkknorpel läuft nichts

Ohne Knorpel können wir uns nicht beschwerdefrei bewegen, denn im Gelenk stoßen zwei Knochen (theoretisch) passgenau aufeinander. Als Gleit- und Pufferschicht überzieht der Knorpel die Knochenanteile und ermöglicht im Zusammenspiel mit der Gelenkflüssigkeit, die den Knorpel umspült, ein nahezu reibungsfreies Gleiten – ein geniales Prinzip der Natur, sofern der Knorpel intakt und funktionsfähig ist. Denn er muss schon im Alltag und erst recht beim Sport enormen Belastungen standhalten. Allein beim Laufen oder Treppensteigen lastet ein Vielfaches unseres Körpergewichts auf den Kniegelenken.

Also wenig bewegen, um den Knorpel zu schonen? Bitte nicht! Er braucht unbedingt Belastungen, damit sich die Knorpelzellen regenerieren und damit Nährstoffe und Flüssigkeit in sein Gewebe gelangen können. Andernfalls geraten Sie in einen Teufelskreis: Sie haben Beschwerden und bewegen sich deswegen weniger. Der Knorpel wird dadurch schlechter versorgt und nutzt schneller ab: Die Schmerzen nehmen zu ... und Sie bewegen sich noch weniger. Je weniger Sie sich bewegen, desto mehr steigt Ihr Gewicht und belastet den Knorpel auch bei der geringsten Bewegung.

Vorbeugen ist das Beste
Es gibt zwei Faktoren, mit denen Sie das Risiko für Arthrose verringern und auch ihr Fortschreiten verlangsamen können: ein gesundes Körpergewicht und gesunde Bewegungen. Ihr Gewicht sollte einen BMI von 25 möglichst nicht überschreiten. Leider liegen die meisten Deutschen über 40 aber über diesem Wert. Je eher Sie gegensteuern, desto besser. Auf Seite 160 finden Sie Tipps, die sich bei meinen Patienten bewährt haben.

Gesunde Bewegungen entsprechen den natürlichen Möglichkeiten des Körpers. Die Medizin nennt sie »physiologische« Bewegungen, im Unterschied zu den »unphysiologischen« Bewegungen, die dem Körper akut (Zerrungen, Brüche) oder langfristig (Arthrose) schaden können.

Damit keine Missverständnisse aufkommen: Grundsätzlich ist Sport gut für Körper und Seele! Aber übertriebener Ehrgeiz schadet und manche Sportarten belasten die Gelenke mehr als andere. Das gilt für die sogenannten High-impact-Sportarten, für die forcierte Beschleunigungen, plötzliche Stopps und Richtungswechsel typisch sind. Dazu gehören in der Regel Ballsportarten wie Fußball, Basketball, Handball, Tennis, Squash und Badminton. Bei allen werden die Knie enorm gefordert.

Ist Ihre Lieblingssportart dabei? Wenn Sie noch keine Gelenkprobleme haben, können Sie durch ausgleichendes Training dafür sorgen, dass das auch so bleibt. Ein guter Trainer, ein Physiotherapeut oder auch ein Sportmediziner kann Ihnen Übungen zeigen, mit denen Sie die einseitigen Belastungen Ihrer Sportart ausgleichen. Wenn Sie die Muskulatur, die Ihre Gelenke führt und stabilisiert, zusätzlich trainieren, entlastet das mittel- und langfristig die Gelenke. Dann können Sie auch noch mit über 60 oder 70 Ihren Lieblingssport treiben. Wichtig ist, möglichst früh damit anzufangen. Aber spätestens, wenn sich erste Schmerzen bemerkbar machen.

Weiter bewegen trotz Arthrose

Wenn die Arthrose schon da ist, meldet sie sich bei Überlastung deutlich: Schmerzen, Schwellung und Bewegungseinschränkung verhindern, dass Sie Ihren Sport weiter ausüben können. Mit Geduld und einem ausgleichenden Muskeltraining können Sie das bei leichter und mittlerer Arthrose noch in den Griff kriegen, nicht jedoch in fortgeschrittenen Fällen. Statt High Impact und Joggen eignen sich dann besser harmonische, zyklische Bewegungsmuster wie Fahrradfahren, Rudern, Walken, Wandern ohne steile Anstiege und vor allem ohne anstrengendes Bergabgehen, denn dies ist belastender als Aufstiege.

Eine deutlich fortgeschrittene Arthrose bedeutet für die meisten Jogger das Aus.

Kraul- oder Rückenschwimmen sind ebenfalls sehr zu empfehlen. Beim Brustschwimmen kann der Beinschlag die Menisken belasten und Beschwerden bereiten. Gerade bei deutlich übergewichtigen Menschen ist Aquagymnastik ideal und später dann Aquajogging. Durch den Auftrieb im Wasser werden einerseits die Gelenke entlastet und andererseits bietet das Wasser einen effektiv nutzbaren

Widerstand zur Trainingsgestaltung. Mittlerweile bieten einige Sportkurse sogar Aquacycling an: Dabei wird ein spezielles Ergometer ins Wasser gelassen. Fragen Sie vor Ort nach – es lohnt sich.

Konservativ oder operativ behandeln?
Viele Patienten gehen mit ihren Gelenkbeschwerden wie Monika L. ohne den »Umweg« über den Hausarzt direkt zum Orthopäden – und landen danach mit einem mulmigen Gefühl bei mir, weil ihnen eine OP empfohlen wurde. Tatsächlich lässt sich ein operativer Eingriff in vielen Fällen durch eine konservative Behandlung vermeiden oder zumindest lange hinauszögern. Dabei geht es darum, zum einen Schmerzen und Funktionseinschränkungen zu vermindern sowie zum anderen Beweglichkeit und Lebensqualität zu erhalten oder wiederherzustellen. Das geschieht meist durch eine Kombination aus medikamentöser und nichtmedikamentöser Vorgehensweise. Je nach Lebenssituation kann nicht jeder Patient meine Vorschläge umsetzen, deswegen ist eine ausführliche Beratung wichtig, um das individuell Passende zu finden.

Die DEGAM (Deutsche Gesellschaft für Allgemeinmedizin und Familienmedizin) stuft ihre Empfehlungen zur Behandlung von Arthrose nach der Wirksamkeit folgendermaßen ab:

- **Starke Empfehlung:** körperliches Training für Ausdauer und Kraft nach vorheriger Anleitung, Physiotherapie, Wärmeanwendungen im chronischen Zustand, Behandlungen mit Wasserstrahlen und Gewichtsreduktion
- **Generelle Empfehlung:** Akupunktur, Tai-Chi und Qigong und orthopädische Hilfsmittel wie Orthesen und Einlegesohlen
- **Schwache Empfehlung:** Blutegeltherapie und Elektrostimulation (TENS)
- **Negative Beurteilung:** Laser- und Magnetfeldtherapie

Da ich bei vielen Patienten erlebt habe, dass ein kniefreundliches Training gut hilft, empfehle ich es immer und verschreibe anfangs Krankengymnastik und danach Rehasport. Das führt dazu, dass sich die Gelenkflüssigkeit optimal im Gelenk verteilt und sich zusätzliche Muskulatur aufbaut, die das Gelenk stabilisiert und führt und so mittel- bis langfristig das Gelenk entlastet.

Schmerzmittel als Unterstützung

Jedoch ist es für jeden Menschen eine hohe Hürde, sich trotz seiner Schmerzen zu bewegen. Wenn zusätzlich eine Entzündung im Spiel ist, ist es auch selten sinnvoll. Aus diesem Dilemma heraus helfen entzündungshemmende Schmerzmittel. In der Regel verschreibe ich NSAR – die kennen Sie sicher als Ibuprofen und Diclofenac. Vielleicht haben Sie solche Tabletten sogar zu Hause im Medizinschränkchen, denn bis zu bestimmten Dosierungen sind sie frei verkäuflich – aber deswegen keineswegs harmlos! Seien Sie damit bitte vorsichtig (siehe Seite 49 f.)! Bevor ich sie in Tablettenform verordne, prüfe ich genau die gastrointestinalen, kardiovaskulären und renalen Risiken, also ob die Patienten diese Mittel überhaupt vom Verdauungs- und Herz-Kreislauf-System sowie von den Nieren her vertragen können. Selbst mit einem »Magenschutz«, also einem Magensäurehemmer, kann es zu Blutungen im Darm kommen.

NSAR gibt es zum Glück auch als Salbe, die nur auf die betroffenen Stellen gerieben wird. Dadurch ist die Konzentration des Wirkstoffs im Blut deutlich niedriger. Trotzdem haben Studien eine gute Wirksamkeit nachgewiesen. In der Regel greife ich zuerst auf diese örtliche Behandlung zurück, um

Um Nebenwirkungen zu vermeiden, sollten Sie NSAR nur so lange nehmen, bis die Entzündung abgeklungen ist. Das ist meist spätestens nach zwei Wochen der Fall.

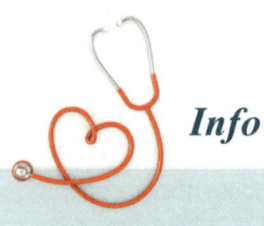

Info

ZUSATZSTOFFE, HYALURONSPRITZEN, EIGENBLUT-THERAPIE FÜR DIE GELENKE?

Es werden Unmengen an Nahrungsergänzungsmitteln und Vitaminzusatzpräparaten angepriesen, die angeblich die Gelenke regenerieren und den Knorpel wiederaufbauen können. Das Geld dafür können Sie sich getrost sparen: Es existiert kein wissenschaftlicher Beleg für den Nutzen dieser Pillen und Pulver. Wenn Ihnen Bekannte berichtet haben, dass ihnen dieses oder jenes Mittel geholfen hat, sind hier Placeboeffekte wahrscheinlich. Placebos sind Scheinmedikamente oder -behandlungen. Wenn sie trotzdem eine Wirkung hervorrufen, spricht man vom Placeboeffekt.

Anders sieht es aus bei Hyaluronsäure, die in die Gelenke gespritzt wird: Studien zeigten dabei einen klinisch relevanten schmerzlindernden Effekt, der sechs bis zwölf Monate anhalten kann. Allerdings ist dieser Effekt sehr individuell und Sie können keine Knorpelregeneration erwarten. Deswegen ist die Wirksamkeit weiterhin umstritten und die gesetzliche Krankenversicherung übernimmt die Kosten nicht. Ein Versuch kann aber sinnvoll sein, wenn Sie die üblichen Schmerzmittel, die NSAR, nicht vertragen.

Auch nach der Eigenbluttherapie werde ich öfter gefragt. Dabei wird aus dem Blut des Patienten plättchenreiches Plasma (PRP) gewonnen und dann ins Gelenk gespritzt. Die unterschiedlichen Anbieter schreiben dem PRP regenerative und antientzündliche Effekte zu. Da es dazu bis heute (Stand: Februar 2021) keine guten Studien gibt, wäre ich damit vorsichtig.

Nebenwirkungen zu vermeiden. Das gilt besonders bei Patienten, die schon viele Medikamente einnehmen, oder auch bei jenen, die nicht so schlimme Schmerzen haben. Gerade bei Arthrosebeschwerden in den kleinen Gelenken (zum Beispiel in den Fingergelenken) ist die Anwendung der Darreichung in Salbenform allemal einen Versuch wert.

Bei starken Schmerzen und wenn eine Operation hinausgezögert werden soll, kommen sogenannte Kortikosteroide zum Einsatz, die in das Gelenk gespritzt werden. Sie lindern Arthroseschmerzen bis zu vier Wochen und wirken vor allem bei Entzündung, Schwellung und Ergussbildung. Allerdings schädigen sie in hoher Dosis den Knorpel – ihr Einsatz will also gut überlegt werden und sollte immer nur kurzfristig und mit niedrigen, aber wirksamen Mengen erfolgen.

Spritzen in das Gelenk nennt man intraartikuläre Injektionen.

Die ganz schweren Geschütze gegen Schmerzen, Opioide und andere Wirkstoffe, gelten nur als letzte Option zur Überbrückung der Schmerzen bis zu einer OP oder bei nicht operationsfähigen Patienten. Metamizol zählt *nicht* zu den Indikationen der Behandlung bei Arthrose. Medikamente mit diesem Wirkstoff werden aber immer noch regelmäßig in diesem Zusammenhang rezeptiert.

Doch eine Operation?

Als Hausarzt bin ich beim Thema Gelenkoperation im Prinzip raus, denn diese Eingriffe sind den Chirurgen vorbehalten. Trotzdem fragen mich meine Patienten dazu um Rat, weil sie eine neutrale Meinung hören wollen. Denn auch zu ihnen hat sich rumgesprochen, dass in Deutschland immer mehr operiert wird und dass nach Schätzungen von Fachleuten allein bei den Knie-OPs etwa drei Viertel (!) überflüssig sind.

Wenn jedoch mit den konservativen Behandlungsmöglichkeiten nichts mehr geht, ist eine OP mit Gelenkersatz unumgänglich und sollte nicht unnötig aufgeschoben werden. Ich rate dann, eine Klinik zu wählen, die über entsprechend große Erfahrung darin verfügt. Es macht aus meiner Sicht keinen Sinn, nur aufgrund der örtlichen Nähe das Heimatkrankenhaus zu wählen, dabei aber auf die Routine eines erfahrenen Operateurs zu verzichten. Erkundigen Sie sich bei Ihrer Krankenkasse und bei dem gewählten Kranken-

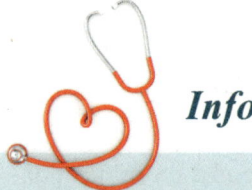

Info

WANN IST EINE GELENKOPERATION ANGEZEIGT?

Bei folgenden Indikationen übernimmt die Krankenkasse eine Gelenkoperation:

- Nachweis der **fortgeschrittenen Gonarthrose** (Kniegelenksarthrose) im Röntgenbild
- **nicht genügend kontrollierbare Schmerzen** über drei bis sechs Monate
- **nicht ausreichend erfolgreiche konservative Therapie** aus einer Kombination von medikamentöser und nichtmedikamentöser Behandlung über drei bis sechs Monate
- durch Gonarthrose **reduzierte Lebensqualität**
- **Leidensdruck** des Patienten

Bei starkem Übergewicht mit einem BMI von über 40 handelt es sich um eine relative Kontraindikation. Dann entscheidet der Arzt individuell, ob die OP mehr nützt als schadet.

haus nach den Fallzahlen pro Jahr und vor allem auch nach den Angaben von Patientenzufriedenheit nach der Operation und der Häufigkeit von Komplikationen. Nach einer Gelenkoperation sollten Sie selbstverständlich nicht wieder in Passivität verfallen, sondern ganz im Gegenteil die Möglichkeiten der wiedergewonnenen Bewegungsfreiheit aktiv nutzen. Ideal sind die bereits erwähnten kniefreundlichen Bewegungen. So bleibt die Muskulatur intakt, die Gelenkprothese wird entlastet und verschleißt nicht vorzeitig. Denn auch künstliche Gelenke haben nur eine begrenzte Haltbarkeit: Man geht dennoch heute von rund 20 Jahren aus.

AUF EINEN BLICK: ARTHROSE

- **Symptome:** Schmerzen, anfangs bei Belastung, später auch in Ruhe, Bewegungseinschränkung bis hin zum weitgehenden Funktionsverlust des Kniegelenks
- **Diagnostik:** Anamnese, klinische Untersuchung, Röntgen
- **Therapie konservativ:** Nichtmedikamentös durch gezielten Muskelaufbau und physiotherapeutische Bewegungsübungen sowie – wenn nötig – Gewichtsabnahme; medikamentös durch NSAR, eventuell Spritzen ins Gelenk mit Kortikosteroiden, Hyaluron
- **Operativ:** Gelenkerhaltend – arthroskopische Meniskus-Chirurgie, Knorpelsatzverfahren (in ausgewiesenen Einzelfällen) und kniegelenksnahe (Umstellungs-)Osteotomien zur Gelenkachsenkorrektur; Gelenkersatz: Teil- oder Totalersatz

KOPFSCHMERZEN – DIE HÖLLE IM KOPF

Schon über sechs Monate quält sich Magdalena D. mit Kopfschmerzen herum, bevor sie mich deswegen in meiner Sprechstunde aufsucht. – Bitte machen Sie ihr das nicht nach, sondern gehen Sie viel früher zu Ihrem Arzt. – Die 44-jährige Verlagsangestellte und verheiratete Mutter zweier Kinder beschreibt ihre beidseitigen Beschwerden als dumpf, drückend und wie ein Engegefühl am Kopf. Auf einer Skala für die Schmerzstärke von null bis zehn ordnet sie ihre Kopfschmerzen bei vier bis fünf ein.

Meine Frage nach stechenden, pulsierenden Schmerzen verneint sie, auch Bewegung verstärkt die Symptome nicht und sie kann ihren Alltag zwar nicht unbeschwert, aber weiterhin wie gewohnt leben. Zum Glück, denn wäre das nicht so, hätte sie eine Migräne.

Trotzdem fühlt sie sich verständlicherweise eingeschränkt, denn die Kopfschmerzen treten mittlerweile an mehr als 20 Tagen im Monat auf. Sie greift dann zu frei verkäuflichen Kombinationsschmerzmitteln mit ASS (Acetylsalicylsäure) oder Paracetamol plus Koffein. Weder die körperliche Untersuchung einschließlich der neurologischen Funktionen zeigt Auffälligkeiten, noch liefert die Blutanalyse Hinweise auf eine Entzündung oder andere Ursachen. Deswegen lautet meine Diagnose: Medikamentenkopfschmerz. Auch die mitbehandelnde Neurologin bestätigt die Diagnose und leitet eine ärztlich begleitete »Entzugsbehandlung« ein.

Über 54 Millionen Bürger werden in Deutschland phasenweise oder sogar wiederkehrend von Kopfschmerzen geplagt.

PARADOX: WENN MEDIKAMENTE SCHMERZEN VERURSACHEN

Sie wundern sich sicher: Schmerzmittel, die zur Linderung genommen werden, sind verantwortlich für das Fortbestehen von

Schmerzen? Ja, sind sie, und zwar gar nicht selten. Der ständige Gebrauch von Schmerzmitteln kann auf längere Zeit Kopfschmerzen verursachen. Aus Sorge davor, wieder nervende Beschwerden zu entwickeln, neigen Betroffene dazu, Schmerzmittel zu oft und in zu großen Mengen anzuwenden. In der Folge können sie nicht mehr sinnvoll damit umgehen und nehmen sie schon beim kleinsten Druck, der noch längst kein Kopfschmerz ist. Ein Verzicht fällt ihnen zunehmend schwer. Beim Auslassen der vertrauten Medikation kommt es daraufhin rasch wieder zu Kopfschmerzen, denn das Weglassen wirkt wie eine Art Entzug. – Ich formuliere das vorsichtig, denn die frei verkäuflichen Kopfschmerzmittel machen nicht süchtig oder abhängig im medizinischen Sinn. – Daraufhin greifen Schmerzgeplagte wie Frau D. erneut zu Tabletten, und zwar immer schneller und häufiger – ein echter Teufelskreis.

Aus dieser Schmerztablettenspirale kommen Sie dauerhaft nur durch den Verzicht auf Schmerzmittel heraus. Er muss aber ärztlich begleitet werden und bedarf einer vorübergehenden Parallelmedikation, beispielsweise mit Cortison und Antidepressiva.

PRIMÄRE UND SEKUNDÄRE KOPFSCHMERZEN

Die wenigsten Kopfschmerzen zeigen uns tatsächlich eine Gefahr an, wie es Schmerz eigentlich tun sollte. Im Gegenteil: Über 90 Prozent aller Kopfschmerzen treten selbstständig auf! Sie heißen deshalb primäre Kopfschmerzen. Vorrangig handelt es sich um Spannungskopfschmerzen und Migräne.

Interessanterweise treten primäre Kopfschmerzen vermehrt bei Menschen auf, die hohe Ansprüche an sich selbst stellen, die übermäßig gewissenhaft sind und sich ihr eigenes Bedürfnis an Ruhe und Pausen nicht zugestehen. Finden Sie sich wieder? Parallel werden Kopfschmerzen begünstigt durch wiederkehrende un-

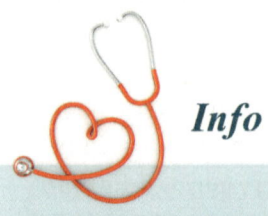

Info

SCHMERZ – GRUNDSÄTZLICH WICHTIG

Wenn Sie ein heißes Kuchenblech anfassen und sich verbrennen, reagiert Ihr Gehirn mit dem Befehl, die Finger schnellstmöglich wegzuziehen: Ziel ist, Schlimmeres zu verhindern. Schmerz ist also wichtig und sinnvoll, um uns vor Verletzungen und Überlastungen zu schützen. Wird ein Schmerzsignal dauerhaft ungenügend oder falsch behandelt, verselbstständigt sich dieses Geschehen und die Schmerzwahrnehmung verändert sich (= Schmerzmodulation). Dabei verarbeitet unser Gehirn die Information anders und reagiert mitunter mit einer »überschießenden« Schmerzwahrnehmung. In der Medizin sprechen wir von einem pathologischen Schmerzgedächtnis. Dann kann sogar ein eigentlich harmloser Reiz die Schmerzwahrnehmung auslösen und uns erheblich beeinträchtigen. Diese Gefahr droht vor allem bei chronischen Schmerzen, die inadäquat behandelt werden.

physiologische Körperhaltungen bei der Arbeit, in der Freizeit, durch Schlafmangel, Unregelmäßigkeiten im Schlaf-wach-Rhythmus, Bewegungsmangel und auch durch Ernährungsfaktoren wie eine unausgewogene Kost.

Dagegen werden die sekundären Kopfschmerzen durch andere Krankheiten verursacht: durch Viren und Bakterien bei Infektionen, durch Verletzungen des Kopfs, Genussstoffe wie Alkohol (der »Kater« am nächsten Morgen), Entzug diverser Stoffe (Kaffee), Arzneimittelnebenwirkungen, Gefäßerkrankungen

Es gibt insgesamt über 200 verschiedene Kopfschmerzarten.

des Kopfs oder Erkrankungen des Nervensystems bis hin zu Tumorerkrankungen. Die Auslöser können also Kleinigkeiten, aber auch schlimme Krankheiten sein.

Deswegen muss ich als Arzt durch eine genaue Anamnese und eine anschließende körperliche Untersuchung abklären, ob Gründe für eine sekundäre Kopfschmerzart bestehen könnten oder nicht. Erst dann kann ich entscheiden, ob weitere diagnostische Schritte erforderlich sind. Nur bei Verdacht auf eine sekundäre Ursache, die nicht im Zusammenhang mit einem banalen grippalen Infekt oder Ähnlichem steht, kommen Bildgebungen zum Tragen – wie CT, MRT, EEG (Computertomografie, Magnetresonanztomografie, Elektroenzephalogramm) – oder gar die Entnahme von Liquor (Nervenwasser) aus dem Rückenmarkskanal. Meistens ist das glücklicherweise nicht nötig.

Ihren Arzt sollte interessieren:

- **Seit wann** haben Sie Kopfschmerzen?
- Sind Ihnen bestimmte **Auslöser/Trigger** aufgefallen?
- Wie ist der **Schmerzcharakter**: bohrend, stechend, pulsierend, dumpf?
- **Wo** tritt der Schmerz genau auf?
- **Wie stark** ist der Schmerz auf einer Skala von null bis zehn (zehn steht für extreme Schmerzen)?
- Können Sie Alltagstätigkeiten weiter ausführen oder **müssen Sie sich zurückziehen** (dunkle, ruhige Räume, kein Licht, kein Lärm ...)? Dies spräche deutlich für Migräne.
- **Wie häufig** leiden Sie unter Kopfschmerzen? An wie vielen Tagen im Monat sind Sie betroffen?
- **Was hat geholfen** und was hat es verschlimmert?
- **Wie oft im Monat nehmen Sie dagegen Schmerzmittel ein?** Es sind besonders frei verkäufliche Medikamente gemeint.

Interessanterweise empfinden etliche Patienten eine frei verkäufliche Arznei gar nicht als ein bedeutsames Medikament. Ein ganz erheblicher Trugschluss: Allein schon, wenn wir uns bewusst machen, dass wir uns mit der Einnahme einer gesamten Packung von Paracetamol die Leber zerstören könnten, was zum Tode führen würde.

- Wann wurde das letzte Mal Ihre **Sehschärfe** überprüft? (Anhaltende Fehlsichtigkeit kann Kopfschmerzen verursachen.)

Bei der Beantwortung hilft ein Schmerztagebuch, das Sie im Vorfeld Ihres Arztbesuchs für zwei bis drei Wochen oder länger geführt haben. Für uns Ärzte ist so etwas überaus wertvoll, denn je mehr wir über die Schmerzen unserer Patienten wissen, desto genauer können wir die Diagnose stellen.

SPANNUNGSKOPFSCHMERZEN

Früher machte man Verspannungen im Schulter-Nacken-Bereich für Spannungskopfschmerzen verantwortlich – daher der Name. Heute vermuten wir eine fehlerhafte Verarbeitung der im ZNS zuständigen Regionen. Die übliche Schmerzhemmung unseres Körpers – ja, er verfügt über eigenständige schmerzhemmende Funktionen – scheint dabei nur vermindert aktiv zu sein und das wird als vermehrter Schmerz spürbar. Er hält wenige Stunden bis hin zu Tagen an. Meist wird er beidseitig beschrieben. Charakteristisch ist, dass er nicht pulsiert und körperliche Aktivität die Beschwerden nicht verstärkt. Wenn er an mehr als 15 Tagen im Monat über ein Jahr auftritt, sprechen wir von chronischen Spannungskopfschmerzen.

Wassermangel gehört zu den Auslösern von Kopfschmerzen und sogar von Migräne. Ein Drittel der Beschwerden verschwindet etwa 30 Minuten, nachdem ein halber Liter Wasser getrunken wurde.

Das Beste aus meiner Hausarztpraxis

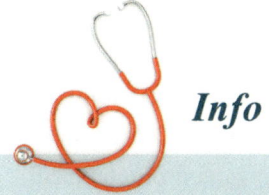

Info

MIT DIESEN KOPFSCHMERZEN UNBEDINGT ZUM ARZT

Bei folgenden Kriterien sollten Sie mit Ihrem Arzt sprechen:
- **Wiederholtes Auftreten** von Kopfschmerzen.
- Ein bekannter **Kopfschmerz wird intensiver** und/oder spricht nicht mehr auf eine bisher erfolgreiche Behandlung an.
- Der **Schmerzcharakter hat sich erheblich verändert** und die damit einhergehenden Symptome sind anders als sonst (Fieber, Atembeschwerden, Nackensteifigkeit, Erbrechen …).
- Wenn Sie an **mehr als zehn Tagen im Monat** unter Kopfschmerzen leiden.
- Wenn Sie **Schmerzmittel an über zehn Tagen pro Monat** brauchen.
- Wenn zusätzlich **Sehstörungen** auftreten.
- Wenn Sie sich verletzt haben, vor allem wenn ein »**Vernichtungskopfschmerz**« (sehr starker Kopfschmerz) vorliegt. Das könnte auf eine Hirnblutung hinweisen.
- Wenn **neurologische Ausfallserscheinungen** auftreten (Lähmungen …).

MIGRÄNE

Die zweithäufigste primäre Kopfschmerzart ist die Migräne. Wir gehen derzeit davon aus, dass an Nervenfasern in den schmerzverarbeitenden Hirnregionen Entzündungen auftreten, die *nicht* viralen oder bakteriellen Ursprungs sind. Durch diese Reaktionen erweitern sich die Blutgefäße im Hirn und in den Hirnhäuten – und das tut weh. So entsteht das typische Beschwerdebild aus meist einseitigen pulsierenden, hämmernden Kopfschmerzen von mäßiger bis starker, manchmal aber auch sehr starker Schmerzintensität. Menschen, die darunter leiden, wissen, wovon die Rede ist. Die Attacke kann sich langsam ankündigen und 4 bis 72 Stunden anhalten. In der Regel können Betroffene ihre aktuellen Tätigkeiten dann nicht weiter ausführen. (Das ist bei Spannungskopfschmerzen typischerweise nicht so.) Sie müssen sich zurückziehen, um nicht länger auch noch zusätzlich von Licht und Lärm geplagt zu werden. Viele kämpfen mit Übelkeit und Erbrechen.

Verschiedene Vorboten wie Heißhungerattacken, Überaktivität, aber auch starke Müdigkeit können einem Migräneanfall vorausgehen. In etwa 15 Prozent der Fälle besteht eine sogenannte Migräne-Aura: Sehstörungen, Gesichtsfeldausfälle, Flimmern vor den Augen, Schlieren- und Liniensehen, Kribbeln an den Extremitäten und sogar Sprachstörungen kündigen das Unheil an. Nachdem diese Symptome abgeklungen sind, setzen die Schmerzen dann mit aller Macht ein.

Gewisse Umstände gehen vermehrt mit Migräne einher: Schwankungen des hormonellen Zyklus (das erklärt unter anderem, dass Frauen dreimal häufiger betroffen sind), Änderungen des Schlaf-wach-Rhythmus, Lärm, Licht- und Temperatureinflüsse (Hitze und Kälte), Schwankungen des Koffeinspiegels bei Kaffeetrinkern und negative Stressoren (Überarbeitung, zu wenig Pausen). In diesem Bereich finden sich also viele Anhaltspunkte, um auch ohne Medikamente sinnvoll Einfluss auf die Häufigkeit der Attacken zu nehmen. Viele meiner Patientinnen und Patienten haben in diesem Zusammenhang bereits ihre eigenen Strategien entwickelt.

Migräne verleidet den Betroffenen und auch deren Angehörigen den Tag.

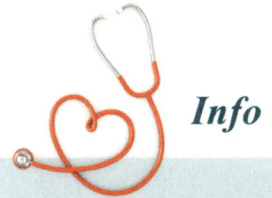

Info

WICHTIGE VERHALTENSTIPPS BEI MIGRÄNE

Diese Verhaltensweisen helfen, Migräneanfälle zu verhindern:

- **Vermeiden Sie möglichst Situationen,** von denen Sie wissen, dass Sie in der Vergangenheit mit Migräne darauf reagiert haben.
- Sorgen Sie für **Gleichmäßigkeit in Ihrem Tagesrhythmus**. Das mag langweilig klingen, Sie werden aber mit weniger Leiden belohnt.
- **Stehen Sie immer zur gleichen Zeit auf** – auch an den Wochenenden. Vielleicht können Sie der Migräne aber ein Schnippchen schlagen. Etliche Patienten legen sich nach einer kurzen Wachphase dann am Wochenende noch einmal für ein Nickerchen hin, ohne von der Migräne gepackt zu werden.
- **Schlafen Sie regelmäßig ausreichend.**
- **Vermeiden Sie hektische und vor allem übermäßige Aktivitäten,** halten Sie sinnvolle Ruhezeiten ein.
- Betreiben Sie **regelmäßig moderaten Ausdauersport**.
- Erlernen Sie nachweislich wirksame **Entspannungsverfahren** wie progressive Muskelrelaxation nach Jacobson.
- Genießen Sie **Kaffee** entweder regelmäßig in gewohnten Mengen oder aber verzichten Sie komplett darauf.
- Achten Sie auf **regelmäßige Mahlzeiten und eine ausreichende Trinkmenge** von etwa 1,5 Litern pro Tag.
- Nehmen Sie Ihre **medikamentöse Prophylaxe** regelmäßig ein.

Investieren Sie nicht in zweifelhafte Behandlungen wie Reizströme, Magnetfeldtherapie etc. Im Zweifel informieren Sie sich bei Ihrem Arzt und/oder Neurologen oder besuchen Sie Patientenseminare der entsprechenden medizinischen Fachgesellschaften. Zum Beispiel bei der Deutschen Migräne- und Kopfschmerzgesellschaft unter www.dmkg.de

MEIST UNAUSWEICHLICH: BEHANDLUNG MIT MEDIKAMENTEN

Akute Kopfschmerzen beeinträchtigen die Leistungsfähigkeit und die Lebensqualität so sehr, dass die meisten Menschen sie schnell loswerden wollen. Das klappt am sichersten mit den passenden Tabletten. Als Arzt muss ich entscheiden: Welche Medikamentengruppe hilft normalerweise bei diesem Kopfschmerztyp und weist gleichzeitig die geringsten Nebenwirkungen auf? Für bekannte Schmerzmittel wie Acetylsalicylsäure (ASS), Paracetamol und Ibuprofen sowie auch für die Kombinationen aus ASS, Paracetamol und Koffein liegen gute Wirkungsbelege vor.

Lassen Sie sich von Ihrem Arzt sagen, ob Sie Ihr Medikament sinnvollerweise nur bei Bedarf, also bei Kopfschmerzen, anwenden oder ob Sie es vorübergehend regelmäßig, also auch ohne Schmerzen einsetzen sollen.

Ganz wichtig ist, dass diese Arzneimittel nicht dauerhaft und vor allem deutlich seltener als zehn Mal pro Monat genutzt werden. So wirken Sie der Entwicklung des Medikamentenkopfschmerzes entgegen. Außerdem empfehle ich dringend, sie nicht länger als drei Tage hintereinander einzunehmen.

Es mag Sie überraschen, aber bei chronischen Spannungskopfschmerzen haben trizyklische Antidepressiva die besten Wirkungen gezeigt. Sie können unsere Schmerzschwelle erhöhen: Wir nehmen dann nur noch stärkere Schmerzsignale wahr, die schwächeren nicht mehr. Dadurch erleben wir den Spannungskopfschmerz nicht mehr dauerhaft, sondern seltener und dann bedeutend schwächer, also erträglicher.

Viele meiner Patienten reagieren zunächst abwehrend, wenn ich ihnen bei Kopfschmerzen ein Antidepressivum verschreiben möchte. Schließlich ist dies ja gar nicht die eigentliche Diagnose. Ich erläutere dann den Zusammenhang und dass die effektiven Dosen deutlich niedriger sind als jene, die zur Behandlung von Depressionen erforderlich sind. Sie müssen allerdings über mehrere Wochen regelmäßig eingenommen werden, auch wenn keine Beschwerden vorliegen. Erst dann kann man die Wirkung beurteilen.

Bei Migränepatienten kommen häufig Mittel zum Einsatz, die auch die Begleitsymptome wie Übelkeit und Erbrechen effektiv lindern. Alternativ können sie als Zäpfchen angewendet werden. Dann ist es wichtig, dass diese frühzeitig genutzt werden, denn werden sie 15 Minuten vor dem empfohlenen Schmerzmittel genommen, verbessern sie dessen Aufnahme.

Bei leichten bis mittelschweren Migräneattacken wirken bei vielen meiner Patienten ASS mit bis zu 1000 mg, Ibuprofen mit 600 mg oder Paracetamol mit 1000 mg. Dies ist erfahrungsgemäß aber individuell sehr unterschiedlich. Alternativ sind Novaminsulfon 500 mg bis 1000 mg, Diclofenac 50 mg bis 100 mg oder Naproxen 250 mg bis 500 mg einen Versuch als Einmalgabe wert.

Bei stärkeren Attacken kommen üblicherweise Triptane zum Einsatz. Sie wirken jedoch nicht bei allen Patienten gleich effektiv und wir müssen recht häufig die verschiedenen Präparate der Reihe nach durchtesten – natürlich mit Blick auf die individuelle Symptomatik und die Eigenschaften des jeweiligen Mittels. Für Patienten mit sehr schlimmen Migräneattacken gibt es Triptane, die wie ein Nasenspray angewendet werden und dadurch sehr schnell wirken (zum Beispiel Zolmitriptan, Sumatriptan). Auch zur Injektion (Sumatriptan) unter die Haut gibt es Triptane für Patienten, die wegen starker Übelkeit und Erbrechen keine orale Medikation nutzen können. Nach Anleitung können diese Arzneien selbst gespritzt werden.

Dass Sie Triptane nicht wie Drops nehmen können, ist Ihnen sicherlich klar. Beachten Sie aber bitte meine Hinweise:

- **Nehmen Sie Ihr Mittel frühzeitig ein,** mit Beginn der Schmerzattacke – aber erst nach Abklingen einer vorangehenden Auraphase.
- Nehmen Sie **nicht mehr als zwei Dosen des Triptans innerhalb von 24 Stunden.**
- **Verschiedene Triptane** sollten Sie während einer Attacke **nicht miteinander kombinieren.**
- Setzen Sie **die Medikamente maximal an drei Tagen hintereinander** ein.
- Triptane sollten Sie zur Akutbehandlung **an weniger als zehn Tagen im Monat** einnehmen.
- Treten Wiederkehrkopfschmerzen öfter auf, kann ein **lang wirksames Triptan** (zum Beispiel Naratriptan, Frovatriptan) verwendet werden. Eventuell kann es in Kombination mit Naproxen angewendet werden.

Leider gibt es auch Patienten, bei denen die Akutbehandlung nicht hilft. In diesen Fällen ist es das Beste, vorzubeugen:

- Attacken öfter als dreimal pro Monat
- ineffektive Akuttherapie
- Akuttherapie öfter als zehnmal pro Monat erforderlich
- Attacken länger als drei Tage am Stück
- gehäufte berufliche und private Ausfallzeiten
- lang anhaltende Begleiterscheinungen (Übelkeit, Erbrechen)
- ausgeprägte Auren im Vorfeld

Es gilt dann nicht nur, die Anlässe für Anfälle möglichst zu vermeiden, wie ich es Ihnen schon auf Seite 125 erläutert habe. Zum Einsatz kommen dann auch Nahrungsergänzungsmittel wie Magnesium, Vitamin B_2, rezeptpflichtige Wirkstoffe wie Metoprolol, Propranolol, Amitriptylin, Flunarizin, Topiramat sowie neuerdings spezielle Antikörpergaben. Letztere sind Einzelfällen vorbehalten.

AUF EINEN BLICK: KOPFSCHMERZEN

>> Symptome: Schmerzen im Kopf mit unterschiedlichem Schmerzcharakter (dumpf, drückend, bohrend, pulsierend) und von unterschiedlicher Intensität und Lokalisation

>> Diagnostik: Anamnese. Kopfschmerztagebuch. Nur bei Verdacht auf eine andere Ursache weitergehende Abklärung mit CT, MRT, EEG

>> Therapie: Auslöser vermeiden, Einsatz passender Medikamente, ärztliche Beratung und Aufklärung hinsichtlich Vermeidungsstrategie, allgemeine sinnvolle Verhaltensweisen und Lebensstilmodifikationen

Meine Hausapotheke – einfach und sehr wirksam

» Ihr Körper ist ein Wunder! Täglich aufs Neue bin ich begeistert, wenn ich sehe, wie sehr sich Gesundheit und Wohlbefinden meiner Patienten verbessern, wenn sie meine Ratschläge annehmen und sich besser ernähren und mehr bewegen. Viele Beschwerden verschwinden dann ohne umfangreiche Behandlung oder Medikamente. Wer dazu noch die Vorsorge- und Früherkennungsuntersuchungen wahrnimmt, nutzt unsere moderne Medizin sinnvoll, um möglichst gesund zu bleiben.

ZAUBERWORT »GESUNDER LEBENSSTIL«

Nachdem sein letzter Patient unsere Praxis verlassen hatte, sagte neulich mein Kollege zu mir: »Ich fürchte, Herr P. braucht erst einen Schuss vor den Bug, bevor er sein Leben ändert. Bei ihm ist ein Infarkt vorprogrammiert.« Tatsächlich können sich viele Menschen nicht vorstellen, wie sehr sie durch ihren Lebensstil ihre Gesundheit beeinflussen – zum Positiven genauso wie zum Negativen. Das sollten Ihnen die Beispiele im zweiten Kapitel ebenso zeigen wie die Zivilisationskrankheiten im letzten Kapitel. 90 Prozent aller Herzinfarkte und 80 Prozent aller Schlaganfälle ließen sich durch einen gesunden Lebensstil verhindern. Dieses unglaubliche Potenzial kann man gar nicht hoch genug einschätzen. Wir müssen es nur umsetzen.

Mit Bonusprogrammen unterstützen die gesetzlichen Krankenversicherungen gesundheitsbewusstes Verhalten ihrer Mitglieder. Aber auch die Krankenkasse profitiert davon: Ein gesunder Patient bedeutet auch geringere Kosten. Wir Ärzte werden unbudgetiert für Vorsorgeuntersuchungen bezahlt. Eine echte Win-win-Situation für alle.

Ich hoffe, ich konnte Sie damit überzeugen, dass es sich lohnt, die Verantwortung für die eigene Gesundheit selbst zu übernehmen und etwas dafür zu tun. Ihr Hausarzt wird Sie dabei genauso gern unterstützen, wie ich es bei meinen Patienten mache. Jetzt zeige ich Ihnen, was Sie konkret unternehmen können, wenn …

- Sie **besser schlafen** wollen,
- Sie abnehmen und sich **besser ernähren** möchten,
- Sie sich **mehr bewegen** wollen,
- Sie **nicht mehr rauchen** wollen.

Außerdem erfahren Sie, dass Nahrungsergänzungsmittel nicht Ihre erste Wahl sein sollten, Sie dafür aber ohne schlechtes Gewissen Kaffee trinken können.

ENDLICH WIEDER GUT SCHLAFEN

Schlafprobleme sind definitiv keine Kleinigkeit, wenn sie über einen längeren Zeitraum andauern. Dann sind Sie nämlich zum einen tagsüber müde und können Ihre Aufgaben nur unter Mühen oder gar nur

Müdigkeit ist eine der Hauptursachen für Unfälle im Beruf, im Verkehr und auch im Haushalt. Genügend Schlaf ist also aktive Unfallprävention!

mangelhaft erfüllen. Zum anderen leiden auch Ihre körperliche und seelische Gesundheit, weil im Schlaf viele Prozesse ablaufen, die uns gesund erhalten.

Im Schlaf ist richtig viel los!

Die Forschung hat herausgefunden, dass unser Schlaf in 90- bis 120-minütigen Zyklen verläuft. Davon durchschlafen wir in der Nacht vier bis fünf. Jeder dieser Zyklen besteht wiederum aus drei Phasen, in denen Unterschiedliches passiert. Nur der erste Zyklus besteht aus vier Phasen, weil die Einschlafphase mit sehr leichtem Schlaf noch hinzukommt.

Für die körperliche Regeneration ist die Tiefschlafphase unverzichtbar: Es werden Wachstumshormone ausgeschüttet, die unser Organismus benötigt, um alte oder zerstörte Zellen zu reparieren oder zu ersetzen. Der Eiweißstoffwechsel läuft auf Hochtouren und sorgt für das nötige »Baumaterial«. Das passiert zwar nachts in jeder Tiefschlafphase, funktioniert aber am besten in der ersten Hälfte unserer Nachtruhe – egal ob Sie Früh- oder Spätzubettgeher sind. Dann sind die Tiefschlafphasen am längsten und somit für unsere allgemeine Regeneration am effektivsten. Gegen Ende des Schlafs werden diese Phasen immer kürzer und der Schlaf damit »leichter«. Eine zusammenhängende erste Schlafhälfte hat also einen ganz besonderen gesundheitlichen Wert.

An die Tiefschlafphase schließt die REM-Phase an. Sie bekam ihren Namen wegen der schnellen Augenbewegungen (REM = rapid eye movement), die jetzt unter den geschlossenen Lidern zu beobachten sind. Sie sind ein Zeichen für die Aktivität unseres Gehirns im Schlaf: Es verarbeitet nachts, was wir tagsüber erlebt haben – vielfach in Träumen, an die wir uns später noch erinnern –, und es sichert, was wir gelernt haben. Diese Phase ist für unser seelisches Wohlbefinden unverzichtbar.

Wenn wir schlafen wie ein Stein, dieser Rhythmus also mehrmals pro Nacht ohne Störung durchlaufen kann, sind wir morgens ausgeruht und leistungsfähig.

Bei echten Schlafproblemen kann ein Mittagsschlaf kontraproduktiv sein. Verzichten Sie besser darauf, damit Sie abends auch richtig müde sind und »Schlafdruck« entsteht.

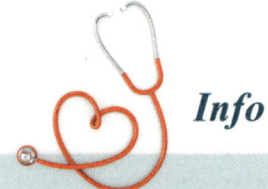

Info

MELATONIN – FÜR GUTEN SCHLAF UND GUTE GESUNDHEIT

Das Hormon Melatonin steuert unseren Schlaf-wach-Rhythmus. Es wird ausgeschüttet, wenn sich das helle, blaue Licht des Tages in das rötliche, dunklere Licht des Abends verwandelt. Dadurch werden wir müde und können gut schlafen. Aber Melatonin kann mehr: Es optimiert das Immunsystem, das wiederum hemmt das Wachstum von Tumoren und beeinflusst den Stoffwechsel. Gerade wegen dieser vielfältigen Funktionen rate ich Ihnen dringend davon ab, Melatonin ohne ärztliche Verordnung einzunehmen, um Ihren Schlaf zu verbessern. Es könnte sich auf andere körperliche Vorgänge negativ auswirken.

Schlafmangel ist Folter

Ganz anders sieht es aus, wenn wir regelmäßig zu wenig schlafen – und das trifft laut Studien auf rund 40 Prozent der Deutschen zu:

- **Herz und Kreislauf arbeiten schlechter.** Arteriosklerose nimmt zu. Die Gefahr von Herzinfarkt und Schlaganfall steigt.
- Das **Immunsystem schwächelt** und wir bekommen schneller Infektionen oder Entzündungen.
- **Wir essen mehr**, bekommen öfter Heißhunger und werden schneller übergewichtig, weil mehr vom Hungerhormon Ghrelin ausgeschüttet wird. (Während des Schlafs wird das Sättigungshormon Leptin ausgeschüttet.) Das Risiko für Diabetes steigt.
- Der **Cortisolspiegel steigt**, sodass wir ständig unterschwellig unter Stress stehen.
- Das **Gehirn arbeitet langsamer** und wir müssen selbst für einfache Tätigkeiten mehr Konzentration und Energie aufbringen. Wir machen mehr Fehler und die Lernfähigkeit sinkt.
- Das **Risiko für Depressionen** steigt.
- **Wir altern schneller**, weil nicht genug Zeit für die Erneuerungsprozesse des Körpers bleibt: gut zu erkennen an der grauen Haut und den Falten nach einer kurzen Nacht.

Selbst Menschen, die das Gefühl haben, die ganze Nacht wach im Bett gelegen zu haben, schlafen zwischendurch kurz ein. Schlafen wir aber tatsächlich zwei bis drei Wochen überhaupt nicht, sterben wir – deswegen ist Schlafentzug eines der schlimmsten Folterinstrumente. Meine Patienten empfinden schon ihren schlechten Schlaf als Folter und fragen mich daher nach Schlaf-

Natürliche Schlafmittel wie heiße Milch mit Honig, Baldrian- oder Melissentee, Rosen- oder Lavendelduft haben sich bewährt. Sie sind einen Versuch wert, bevor Sie zu Schlaftabletten greifen.

mitteln. Je nach individueller Situation verschreibe ich auch Schlaftabletten. Allerdings weise ich dabei immer auch ausdrücklich auf deren Nebenwirkungen hin, die nicht unbedenklich sind (siehe Seite 23). Tatsächlich sollten diese Arzneimittel nur eine Art Notnagel sein. Viel besser ist es, den eigenen Lebensstil unter die Lupe zu nehmen: Dort finden sich meist einige Dinge, die Sie ändern können, um Ihren Schlaf auf natürliche Weise zu verbessern – Stichwort Schlafhygiene. Darunter verstehen wir alle sinnvollen Maßnahmen, die einen gesunden, erholsamen Schlaf fördern.

So laden Sie den Schlaf ein

Der Schlaf ist Ihr Freund, also behandeln Sie ihn doch auch so. Tun Sie alles dafür, damit er gern zu Ihnen kommt:

- Sorgen Sie für **ein Schlafzimmer, in dem Sie sich gern aufhalten**, und verbannen Sie alles daraus, was mit Arbeit zu tun hat. Außerdem sollte es kühl und dunkel sein – die National Sleep Foundation empfiehlt 18 Grad Celsius.
- Wenn Sie im Ehebett schlafen, **sollte jeder Partner eine eigene Matratze mit Lattenrost** haben, die jeweils individuell auf ihn abgestimmt ist.
- **Nur ein leichtes Essen abends und kein Alkohol** stellen sicher, dass Ihr Organismus sich nachts nicht übermäßig um Verdauung und Entgiftung kümmern muss. Außerdem ab dem späten Nachmittag keine Lebensmittel mehr, die wach halten: Koffein, Teein, Energydrinks, dunkle Schokolade.
- **Sport am Abend** baut sehr gut Stress ab, sollte aber zwei, besser drei Stunden vorm Schlafengehen beendet sein.
- Stresshormone im Blut halten wach. Mit einem **Abendspaziergang, moderatem Sport oder Meditation** können Sie sie aktiv abbauen.

- Auch **spannende Filme oder Nachrichtensendungen am Abend verhindern, dass Ihr Organismus zur Ruhe kommt.** Verzichten Sie deshalb darauf. Ebenso sollten Streitthemen daheim auf den nächsten Tag verschoben werden. Ansonsten wühlt es zu sehr auf.
- **Blaues Licht** von Monitoren, TV, Tablets und Smartphones hält wach. Verzichten Sie vorm Schlafen darauf.
- **Trinken Sie ab dem späten Nachmittag nicht mehr so viel**, damit Sie nachts nicht mehrmals zur Toilette müssen.
- **Nehmen Sie Ihre To-do-Listen oder Sorgen nicht mit ins Bett.** Sie können sie vorher aufschreiben, dann geht nichts verloren. Stattdessen führen Sie ein positives Einschlafritual ein: Denken Sie an zwei schöne Dinge, die Sie tagsüber erlebt haben.

All das sind im Prinzip einfach umzusetzende Tipps. Allerdings reicht es nicht, all das nur ein, zwei oder drei Tage zu versuchen. Probieren Sie die Tipps, und zwar möglichst mehrere, über einen längeren Zeitraum aus, damit sich Ihr Körper und Ihr Geist an die neuen Schlafbedingungen gewöhnen können: Der Schlaf liebt Rituale und mit genau diesen stimmen Sie sich und Ihren Körper darauf ein.

Für guten Schlaf und weniger Schmerzen: Wundermittel CBD?

Aus Erfahrung weiß ich, dass Menschen mit starken Schlafproblemen fast alles ausprobieren, um besser zu schlafen, ganz besonders all das, was schnelle, unkomplizierte, nebenwirkungsfreie Hilfe verspricht. In letzter Zeit werde ich immer öfter auf CBD angesprochen, denn dem Cannabidiol werden neben einer schmerzlindernden und angstlösenden Wirkung auch beruhigende und schlaffördernde Effekte zugeschrieben. Öle, Tees, Schokoladen und sogar Kaugummis

CBD-Öl wird im Handel als Aromaöl deklariert.

werden damit angeboten. Trotzdem wäre ich mit CBD noch sehr vorsichtig, denn die Wirkmechanismen sind hochkomplex und längst nicht befriedigend geklärt. Es liegen noch keine Studienergebnisse mit ausreichenden Fallzahlen vor.

Die Meinungen, ob CBD legal im Handel geführt werden sollte, gehen weit auseinander. Im Katalog der Novel-Food-Verordnung der EU wird CBD als neuartiges Lebensmittel geführt und bedarf daher zunächst einer Sicherheitsüberprüfung, bevor es als Nahrungsergänzungsmittel zugelassen wird. Eine solche Überprüfung hat bis jetzt noch nicht stattgefunden. Sie ist zudem längst nicht vergleichbar mit den Studien, die Medikamente durchlaufen, bevor sie zugelassen werden. Hersteller und Anbieter argumentieren anders: Da Hanf als uralte Kulturpflanze kein neuartiges Lebensmittel darstellt, ist auch deren Bestandteil CBD nicht als neuartig zu definieren. Hier ist bislang noch keine definitive Entscheidung gefallen. Der Vertrieb der Produkte befindet sich also in einer Grauzone.

Auch Spuren von THC wirken

Bei allen CBD-Produkten muss der Gehalt am berauschenden THC (Tetrahydrocannabiol) unter 0,2 Prozent bleiben. Das ist sehr wenig, aber deswegen muss es – je nach individueller Sensibilität – nicht wirkungslos sein. Außerdem haben Tests gezeigt, dass nicht wenige CBD-Produkte mehr als die erlaubten 0,2 Prozent THC-Gehalt aufweisen. Deswegen warnt das Bundesinstitut für Risikobewertung (BfR) vor möglichen gesundheitlichen Beeinträchtigungen. Ebenso halten es die Verbraucherzentralen: Wegen der fehlenden Studienbeweise raten sie vom Kauf ab. Es ist also nicht ausgeschlossen, dass Sie beim Konsum von CBD durchaus relevante Mengen an THC aufnehmen und somit im Rahmen einer Verkehrskontrolle einen positiven Drogensuchttest abliefern. Das kann selbstverständlich Einfluss auf die Fahrtauglichkeit und auf das Führen und Bedienen von Maschinen haben.

Mögliche Nebenwirkungen von CBD sind Übelkeit, Durchfall und eine überschießende beruhigende Wirkung. Sie kann – wie von einigen Patienten berichtet – die Verbesserung ihrer Schlafstörungen erklären. CBD hat aber vor allem wichtige Nebenwirkungen wie ansteigende Leberenzyme. Daneben ist es ein potenter Blocker eines Enzyms (CYP P450), das Medikamente abbaut.

In mehr als 50 Prozent der untersuchten CBD-Produkte wurden laut Verbraucherzentrale höhere THC-Werte nachgewiesen, zum Teil bis zu 10 000 Mal mehr!

So kann es völlig unbeabsichtigt dazu kommen, dass Konzentrationen von Medikamenten gefährlich ansteigen und zu Komplikationen führen können: Bekannt ist das für Cortison, Schmerzmittel (NSAR), verschiedene häufig eingesetzte Antidepressiva sowie Koanalgetika in der Schmerztherapie. Da CBD frei verkäuflich ist und in der Regel ohne vorherige ärztliche Absprache eingenommen wird, kann das in der Tat problematisch werden.

Mein Fazit zu CBD: Ich persönlich denke, dass CBD durchaus Potenzial hat, Beschwerden zu lindern. Da allerdings noch keine verbindlichen Dosierungsempfehlungen existieren und die Wirkmechanismen nicht hinreichend geklärt sind, kann ich es bislang ärztlich nicht generell empfehlen. Wenn Sie es probieren wollen, besprechen Sie das am besten mit dem Arzt Ihres Vertrauens.

ENDLICH DAUERHAFT ABNEHMEN

Herz, Kreislauf, Sodbrennen, Leber, Knochen und Gelenke, Schlaf – bei all diesen Themen haben Sie immer wieder gelesen, dass ich meinen Patienten empfohlen habe, abzunehmen. Tatsächlich rate ich das täglich mehrmals, weil sich ein zu hohes Gewicht negativ auf zahlreiche Vorgänge in unserem Organismus auswirkt und viele Körperfunktionen einfach dauerhaft überfordert. Weder sind unsere Gelenke dafür gemacht, ununterbrochen zehn Kilo und oft deutlich mehr zusätzlich zu tragen, noch kann der Kreislauf – genau wie alle anderen Organe – deswegen unbeschadet ständig auf Hochtouren laufen.

Abnehmen bringt also dem ganzen Körper eine Entlastung: Der Blutdruck verringert sich um 5 bis zu 20 mmHg pro 10 kg Gewichtsverlust. Durch weniger hormonaktive Bauchfettmasse verbessern sich die Stoffwechselprozesse, es werden nicht mehr so viele Entzündungsmediatoren freigesetzt und Arteriosklerose fördernde Gefäßprozesse nehmen ab. Das sind nur wenige der körperlichen Pluspunkte, von den seelischen Vorteilen und den Verbesserungen des allgemeinen Wohlbefindens ganz abgesehen. Das können Sie erreichen – ohne zu hungern. Viele meiner Patienten haben es geschafft.

Normalgewicht? Muss nicht unbedingt sein
Außerdem: Sie müssen nicht das statistisch-wissenschaftliche Normalgewicht anstreben, sondern Ihr persönliches Zielgewicht. Legen Sie es am besten mit Ihrem Hausarzt fest. Es reichen oft schon 5 bis 10 Prozent weniger Gewicht aus, um stoffwechseltechnisch aus dem kritischen Bereich zu kommen. So lassen sich bereits Blutdruck, Blutzucker und Blutfette deutlich verbessern. Das ist doch realisierbar, oder?
Neuere Untersuchungen fanden sogar heraus, dass leichtes Übergewicht im mittleren Lebensalter eine bessere Lebenszeitprognose mit sich bringt. Demnach verfügen diese Menschen über Reserven bei einer kritischen Erkrankung, wie einer schweren Lungenentzün-

Meine Hausapotheke – einfach und sehr wirksam

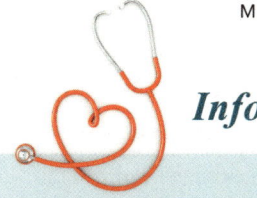

Info

ÜBERGEWICHT MESSEN

Am bekanntesten ist der BMI (= Body-Mass-Index). Der Wert hat allerdings seine Schwächen, weil er nichts darüber aussagt, wie und woraus sich das Gewicht zusammensetzt – ist es eher Fett- oder Muskelgewebe? –, geschweige denn, wie es sich verteilt. In der medizinischen Beurteilung von allgemeiner Adipositas bei Werten über 30 gibt er aber brauchbare Anhaltspunkte. Außerdem ist er einfach zu berechnen:

BMI = Körpergewicht in kg geteilt durch Körpergröße in Meter zum Quadrat; Beispiel: 80 kg: 1,80 m² = 24,69
Bis zu einem Wert von 18,5 handelt es sich um Untergewicht, das bei Jugendlichen mit Essstörungen nicht selten ist. Von 18,5 bis 25 sprechen wir von Normalgewicht, über 25 von Übergewicht und ab 30 von krankhaftem Übergewicht, der Adipositas. Das Beispiel liegt also gerade noch im Normalbereich.

Aussagekräftiger ist der Taillenumfang. Dazu messen Sie in Bauchnabelhöhe den Umfang Ihrer Taille: Für Frauen gelten Werte unter 80 cm als optimal und für Männer unter 94 cm. Bis 88 cm bei Frauen und 102 cm bei Männern sind noch okay. Bei höheren Werten sollten Sie davon ausgehen, dass das viszerale Bauchfett gesundheitliche Nachteile mit sich bringt.

Noch aussagekräftiger für die Risikobeurteilung ist laut Studien das Taille-Hüft-Verhältnis, auch als Waist-to-Hip-Ratio (WHR) bekannt. Dazu dividieren Sie den Umfang der Taille (z. B. 94 cm beim Mann) durch den Umfang der Hüfte (z. B. 100 cm; also 94:100 = 0,94). – Den Hüftumfang messen wir in Höhe der Rollhügel an unseren Oberschenkeln. – Idealwerte für Frauen liegen unter 0,8 und bei Männern unter 0,95.

dung, einer Phase der Herzinsuffizienz oder einer Tumorbehandlung, und überstehen sie besser als Menschen mit Idealgewicht.
Ich will Sie hier *nicht* aufrufen, übergewichtig oder gar adipös zu werden. Schließlich gibt es klare Zusammenhänge für übergewichtbedingte Erkrankungen bis hin zum vermehrten Auftreten von Tumoren. Aber Sie müssen wahrhaftig nicht immer medizinisch definiertes Normal- oder gar Idealgewicht anstreben.
Außerdem ist Fettgewebe nicht gleich Fettgewebe. Es ist in Bezug auf das Risiko für Herz-Kreislauf-Erkrankungen medizinisch bedeutsam, wo es sich befindet. Deshalb unterscheiden wir vier Typen:

- Beim **Apfeltyp** liegen die Fettpolster vor allem im Bauchbereich und dadurch vermehrt an den inneren Organen. Das Risiko für die Entwicklung von Herz-Kreislauf-Erkrankungen ist deutlich erhöht.
- Beim **Birnentyp** findet sich das Fett eher an Hüften, Gesäß und Oberschenkeln. Das Risiko für Herz-Kreislauf-Erkrankungen ist niedriger als beim Apfeltyp, aber leicht erhöht gegenüber Normalgewichtigen.
- Die **Olive mit Stil** hat bauchbetonte Fettmassen, die von dünnen Beinen getragen werden. Das Risiko ist so hoch wie bei Apfeltypen.
- Der **muskuläre athletische Typ** ist nach dem BMI vielleicht sogar leicht übergewichtig, aber das Risiko ist nicht erhöht.

Wegen dieser Unterschiede lege ich Apfel- und Oliventypen das Abnehmen dringlicher ans Herz, wenn sie als übergewichtige Patienten bei mir im Sprechzimmer sind.

Nicht hungern, sondern die Ernährung verändern

Der Begriff Diät ist im Allgemeinen unweigerlich mit unangenehmen Gefühlen von Verzicht, Entbehrung, Mangel, Unlust und Qual verbunden. Deswegen vermeide ich ihn im Beratungsgespräch ganz bewusst. Dabei bedeutet der griechische Wortstamm »diaita« lediglich »Lebensweise« – das klingt doch schon viel freundlicher. Tatsächlich werden Sie langfristigen Abnehmerfolg nur erreichen, wenn Sie Ihre Lebens- und vor allem Ernährungsgewohnheiten dauerhaft umstellen.

Unser Körpergewicht ist das Ergebnis von unserem persönlichen Verhältnis aus Energiezufuhr und Energieverbrauch: Liegt die Zufuhr über dem Verbrauch, werden wir unweigerlich zunehmen. Essen wir zum Beispiel täglich nur 50 kcal über unserem Verbrauch, so werden wir am Jahresende ganze 2,5 kg mehr auf die Waage bringen. 50 kcal erreichen wir mit 7 Gummibärchen oder mit etwa einer Praline oder 125 ml Bier. Tja, wer isst schon nur eine Praline oder trinkt ein halbes Glas Bier? Die Kunst des Abnehmens besteht also darin, die Energiezufuhr zu senken, ohne dabei über Gebühr zu leiden. Bestenfalls sollten wir parallel versuchen, den Energieverbrauch durch regelmäßige Aktivität zu erhöhen. Geschickt kombiniert können sich die positiven Aspekte dabei gegenseitig unterstützen. Was ich damit meine?

Halten Sie Ihr normales Essen und Trinken detailliert mit jeder kleinsten Näscherei zwei Wochen lang in einem Ernährungstagebuch fest. Das macht Ihnen bewusst, was Sie tatsächlich alles essen, und zeigt Ihnen, wo Sie leicht etwas verändern können.

Nach dem Sport haben wir natürlicherweise keinen Hunger. Also sollten wir uns danach nicht mit einer Leckerei verwöhnen, sondern stattdessen eine große Portion Wasser zu uns nehmen. Das haben wir durchs Schwitzen vorher auch verloren. Umgekehrt sollten Sie versuchen, wenn Sie der Naschtrieb überfällt, körperlich aktiv zu werden. Bestenfalls drehen Sie genau dann Ihre Trainings-

Trinken Sie Wasser, das ja keine Kalorien hat, muss der Körper noch Energie aufwenden, um es auf Körpertemperatur zu bringen und damit besser für Magen und Darm resorbierbar zu machen.

runde und nehmen zusätzlich das positive Gefühl mit, nicht eingeknickt zu sein.

Bei den Beratungsgesprächen zum Abnehmen erzählen mir fast alle Patientinnen, dass sie es schon oft versucht haben mit der ein oder anderen Crashdiät. Das hat aber immer nur kurzfristigen Erfolg gebracht und Monate später war das Gewicht sogar noch höher. Kein Wunder, denn diese einseitigen Ernährungsformen führen dazu, dass der Körper danach massiv nach allem, was ihm fehlt, geradezu schreit und wir meist mehr essen als vorher: Dann schlägt der Jo-Jo-Effekt zu.

Wenn Sie abnehmen wollen, sollten Sie sich klarmachen: Das Übergewicht ist Ihnen nicht mal eben über Nacht zugeflogen, sondern über Monate und Jahre. Ebenso braucht es Zeit, sich davon zu befreien: 500 g pro Woche sind ideal. Außerdem muss die Art und Weise, wie Sie abnehmen, individuell zu Ihnen passen.

Und was ist mit den Kalorien?

Natürlich haben Kalorien ihren Stellenwert. Bedeutsamer ist jedoch die Energiedichte eines Lebensmittels. Sie beschreibt, wie viele Kalorien ein Nahrungsmittel pro Gramm aufweist (kcal/g). Beim Abnehmen kommt es simpel ausgedrückt auf eine Negativbilanz an. Wir sollten also weniger Energie zuführen, als wir benötigen. Verteilen wir die Energiedichte sinnvoll auf ausgewählte Speisen, kann uns das auch ohne den so befürchteten schrecklichen Hunger und die Entbehrung gelingen.

100 g Apfel enthalten etwa 50 Kilokalorien (kcal). Demnach liegt die Energiedichte bei 0,5. Ein Croissant schlägt mit satten 500 kcal

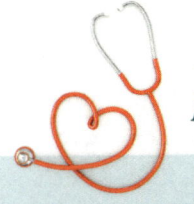

Info

ZUCKER TRIGGERT DAS BELOHNUNGSSYSTEM

Manche meiner Patienten bezeichnen sich selbst als regelrecht süchtig nach Süßigkeiten. Damit liegen sie gar nicht so falsch: Zucker kann in der Tat in unserem zentralen Nervensystem (ZNS) wie Alkohol oder andere Suchtstoffe reagieren. Die vermehrte Produktion von Dopamin aktiviert unser Belohnungssystem und vermittelt uns ein wohliges Gefühl.

Das hat die Lebensmittelindustrie leider schon lange erkannt. Da sie aber per Verordnung gezwungen ist, die Zutaten in der Reihenfolge der enthaltenen Mengen aufzulisten, werden verschiedene Bezeichnungen verwendet. 45 Prozent Zucker verteilen sich dann auf Saccharose, Glukose, Fruktose, Fruchtzucker, Raffinose, Dextrose, Traubenzucker, Sukrose, Melasse, Laktose, Malzzucker, Glukose-Fruktose-Sirup, Invertzucker… Das ist für Otto Normalverbraucher kaum nachvollziehbar. Fallen Sie vor allem bitte nicht auf Fruktose und Fruchtzucker herein im Glauben, der wäre gesünder. Das Gegenteil ist der Fall: Er landet ohne Umweg in der Leber und trägt erheblich zur Fettleber bei (siehe Seite 93).

Dem ganzen Dilemma können Sie ziemlich einfach ausweichen: Verzichten Sie möglichst auf Fertigprodukte, und zwar auch auf herzhafte: Sie sind wahre Zuckerbomben.

pro 100 g zu Buche. Der Energiedichtewert liegt bei stolzen 5,0. Also mich macht ein Croissant in keiner Weise satt. Ja, es schmeckt gut, aber es hat wahrhaftig keinerlei sinnvollen Nährwert.

Wir unterscheiden Lebensmittel mit einer niedrigen (unter 1,5 kcal/g), mittleren (1,5 bis 2,5 kcal/g) und einer hohen Energiedichte (über 2,5 kcal/g). Es ist wohl selbsterklärend: Zum Abnehmen und Gewichthalten braucht es vorrangig Nährstoffe mit niedriger Energiedichte.

Eine Ernährungsform, die individuell auch langfristig praktikabel umsetzbar bleibt, ist die mediterrane Kost, vielleicht noch kombiniert mit Intervallfasten.

Richtig lecker: die Mittelmeerküche der 60er-Jahre

Wer sich jetzt sagt: »Pizza und Lasagne finde ich super«, den muss ich enttäuschen: Ich meine nicht die Mittelmeerküche von heute, sondern die traditionelle mediterrane Küche der 1960er-Jahre. Pflanzliche Produkte in großen Mengen bilden die Basis. Neben Gemüsen, Salat und Obst gab es Kartoffeln, Naturreis, Vollkorn und Hülsenfrüchte, kombiniert mit Nüssen, frischen Kräutern und Knoblauch. Rotes Fleisch gab es selten, Fisch etwa zweimal pro Woche und alles immer mit Olivenöl. Mit dieser Ernährung wurden die Mittelmeeranrainer auf gesunde Weise sehr alt und waren nicht besonders dick. Das hat sich heutzutage gewandelt und die Bevölkerung dort hat inzwischen die gleichen gesundheitlichen Probleme wie wir. Deswegen lege ich bewusst die Betonung auf »traditionelle« Mittelmeerkost.

Intervallfasten – die Pause bringt's

Intervallfasten ist zwar aktuell sehr beliebt, aber kein Wundermittel: Sie nehmen auch damit nur ab, wenn Sie etwas weniger Kalorien als vorher zu sich nehmen – etwa mithilfe der Mittelmeerküche. Aber ich finde es sehr praktikabel und allemal einen Versuch wert. Bei Erfolg können Sie diese Ernährungsweise nämlich guten Gewissens beibehalten. Worum geht es? Beim Intervallfasten nehmen Sie nur über eine bestimmte Zeit des Tages Nahrung zu sich und den restlichen Tag über verzichten Sie aufs Essen. Genialerweise gibt es bei der Auswahl der Speisen keine strikten Verbote, die ja viele andere Diäten so unerträglich machen. Es gibt drei Varianten, wie sich Ess- und Fastenphasen verteilen:

> *In den Pausen beim Intervallfasten kann sich der Organismus auf andere Aufgaben als die Verdauung konzentrieren. Vor allem die Regenerationsfähigkeit unseres Körpers profitiert davon.*

- Die meisten wenden die **16:8-Methode** an: In acht Stunden des Tages essen Sie und die verbleibenden 16 Stunden fasten Sie. Wie Sie die Zeiten aufteilen, bleibt Ihnen überlassen. Nach nur zwei Wochen hat sich unser Körper weitgehend an dieses Vorgehen gewöhnt.
- Die **5:2-Methode**: An fünf Tagen der Woche essen Sie ganz normal. An zwei Tagen hingegen reduzieren Sie Ihre Kalorienzufuhr erheblich auf nur rund 600 kcal. Diese Tage dürfen nicht hintereinander folgen und Ihr Essen sollte dann vor allem aus Eiweiß, Vitaminen und Ballaststoffen bestehen. Auf Kohlenhydrate sollten Sie verzichten. Wichtig ist selbstredend, viel zu trinken.
- Die **1:1-Methode**: Hier wechseln jeweils Tage mit normaler Ernährung und Fastentage ab. Stark Übergewichtige scheinen davon am meisten zu profitieren.

Auf den ersten Blick scheint es schwierig, konsequent in der Umsetzung zu bleiben und soziale Kontakte und Aktivitäten danach auszurichten. Ich habe aber etliche Patienten in der Praxis, die ihre Methode des Intervallfastens seit langer Zeit erfolgreich beibehalten konnten.

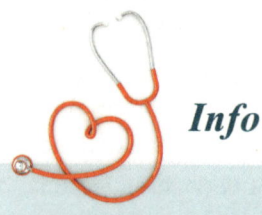

Info

ERNÄHRUNGSTIPPS, DIE FUNKTIONIEREN

Die folgenden Tipps haben sich bei meinen Patienten bewährt. Wenn Sie nur einen Teil umsetzen, kommen Sie Ihrem Zielgewicht näher:

- Essen Sie **regelmäßig** und nehmen Sie sich ganz bewusst ausreichend Zeit dafür.
- **Vermeiden Sie hastiges Essen**, kauen Sie ausgiebig und genießen Sie. Sie erleichtern damit dem Magen-Darm-Trakt die Verdauung.
- Geben Sie den **Salat mit auf den Teller** der Hauptspeise, ohne den Teller mit Beilagen (Kartoffeln, Nudeln, Reis) zu überladen. Ziel ist die geringere Kaloriengesamtmenge auf dem Teller.
- Verwenden Sie ganz bewusst **kleine Teller** und tricksen Sie so Ihre Psyche aus: Die Mengenverhältnisse haben Einfluss auf unsere subjektive Wahrnehmung und unseren Appetit. Daher ist der große Teller klar ein Nachteil.
- Nachdem Sie die Hälfte der Speisen verzehrt haben, sollten Sie den Teller von sich schieben und sich aufrichtig fragen: »**Habe ich noch Hunger** oder esse ich nur weiter, weil es so gut schmeckt?«
- **Vermeiden Sie es, zu naschen**. Nach dem Frühstück sollten Sie bis zum Mittagessen nichts essen, auch keine Kleinigkeiten wie Pralinen oder Bonbons. Sie machen uns ohnehin nicht satt. Bei Heißhunger trinken Sie einfach ein großes Glas Wasser.
- **Trinken Sie täglich 1,5 bis 2 Liter** Wasser oder zuckerfreien Tee. Meiden Sie zuckerhaltige Getränke wie Limonaden oder Säfte. Allenfalls stark (!) verdünnte Saftschorlen als Geschmacksträger sind vertretbar. Sie können auch Wasser mit frischer Zitrone, Minze oder anderen Kräutern aromatisieren.

- Essen Sie **zweimal pro Woche fetten Seefisch**: Lachs, Makrele, Hering. Sie enthalten gesunde Omega-3-Fettsäuren.
- Verwenden Sie **pflanzliche Fette**, bevorzugt Oliven- oder Leinöl.
- Nutzen Sie **Getreideprodukte mit komplexen Kohlenhydraten aus Vollkorn**.
- Setzen Sie **Milchprodukte mit nur niedrigem Fettanteil** ein.
- **Meiden Sie Fertigprodukte**: Darin stecken meist sehr viel Zucker, Salz und ungünstige Transfettsäuren.
- Genießen Sie **Alkohol nur in geringen Mengen**. Er hat viele Kalorien, die Sie nicht sättigen, und weicht Ihre Abnehmpläne auf.
- **Wenn Sie naschen, dann tun Sie es mit Genuss**, aber fragen Sie sich vorher aufrichtig, ob Sie die Praline jetzt wirklich brauchen oder ihr lieber stolz den Rücken zudrehen.
- **Gestalten Sie Ihr bisheriges Belohnungssystem um** und wechseln Sie vom Naschen auf andere Inhalte. Dafür braucht es aber immerhin mindestens drei Monate Durchhaltezeit.
- Versuchen Sie, **genug Schlaf** zu bekommen. Als optimal gelten sieben bis acht Stunden pro Nacht. Es gibt gesicherte Erkenntnisse, dass Übergewicht und Schlafstörung miteinander verknüpft sind.
- **Sind Sie ein Frustesser**? Machen Sie sich dieses Verhalten bewusst. Entwickeln Sie für diese Situationen eine Alternative, die Kalorien spart oder noch besser Kalorien verbraucht.
- Steigen Sie zur Gewichtskontrolle **nur einmal pro Woche auf Ihre Waage**. Der tägliche Check bietet keinerlei Vorteile. Er verhaftet Sie gedanklich viel zu sehr mit Ihrem langfristigen Plan, abzunehmen.
- **Checken Sie Ihre Dauermedikation**: Cortison, Antidepressiva und Hormonpräparate können gewichtssteigernd wirken. Besprechen Sie sich mit dem Arzt Ihres Vertrauens.

Chirurgische Eingriffe als letzte Möglichkeit

Vor allem junge Patienten fragen mich immer häufiger nach einer chirurgischen Behandlung ihrer Adipositas und in der Tat haben die sogenannten bariatrischen Operationen mit Magenverkleinerung, Schlauchmagen oder Magenbypass in den vergangenen Jahren zugenommen. Zwar haben sie unbestritten ihren medizinischen Stellenwert, jedoch nur für extrem übergewichtige Patienten und auch nur als Ultima Ratio, also die letztmögliche Behandlungsform. Außerdem findet eine solche Operation nicht »mal eben so« statt: Betroffene werden zuvor in ein sogenanntes multimodales Behandlungsprogramm eingebunden. Es protokolliert einen individuellen Behandlungsplan mit Bewegung, Ernährungsberatung, Diät und psychologischer Behandlung durch einen Verhaltenstherapeuten über einen Zeitraum von sechs bis zwölf Monaten. Erst dann wird operiert – sofern die Krankenkasse zugestimmt hat. Die Übernahme der Kosten durch die Krankenkasse wird in einem gesonderten Antragsverfahren geklärt, denn dafür existiert keine klare Regelung. Zum Teil sind die Betroffenen hier zusätzlichen psychischen Belastungen ausgesetzt mit zähen, ermüdenden Verhandlungen. Grundsätzlich gebe ich immer zu bedenken, dass eine solche OP nicht die Ursachen der Adipositas heilt. Eine Patientin formulierte es treffend: »Die Magen-Bypass-Operation hat vielleicht meinen Körper geheilt, an meiner Seele hat sich aber nichts verändert.«

Vor einer Magen-OP zum Abnehmen müssen alle anderen Maßnahmen erfolglos ausgeschöpft worden sein.

Nahrungsergänzungsmittel: Pillen statt gesunder Ernährung?

Es ist ein Wahnsinn: Allein in Deutschland werden über 900 Millionen Euro jährlich nur für Nahrungsergänzungsmittel ausgegeben –

Tendenz steigend. Laut Umfragen nimmt jeder dritte Deutsche irgendeines dieser Mittel ein. In jeder Drogerie, jedem Lebensmittelladen und natürlich in jeder Apotheke sind derartige Produkte werbewirksam platziert. Dabei sagt die Deutsche Gesellschaft für Ernährung (DGE) unmissverständlich: Wer sich ausgewogen und gesund ernährt, braucht hierzulande keinen Vitaminmangel zu befürchten.

Einige Präparate werden – verkaufstechnisch clever – ausgesprochen hochpreisig nur in der Apotheke angeboten, um dadurch eine höhere Qualität zu suggerieren.

Genau das bestätigt sich tagtäglich bei meinen Patienten: Die Laborwerte aus den Check-ups weisen extrem selten auf eine Mangelversorgung hin. Wenn doch, ist die Ursache meist eine Erkrankung und dann gilt es, die zu kurieren. Dafür reichen frei verkäufliche Pillen zur Nahrungsergänzung selten aus. In der Mehrzahl der Fälle entsteht bei mir jedoch der Eindruck, dass die Einnahme von Nahrungsergänzungsmitteln das eigene schlechte Gewissen beruhigen soll, wenn man es mit der gesunden, ausgewogenen Ernährung nicht so genau nimmt. Damit wiegen sie sich aber in trügerischer Sicherheit. Es ist nicht einmal bewiesen, dass Vitamine und Spurenelemente als Pille, Kapsel, Pulver oder Getränk – also in isolierter Darreichung – ebenso wirksam sind wie die gleichen Bestandteile in natürlich kombinierter Form eines gesunden Lebensmittels. Dagegen ist der Benefit gesunder Ernährung gut erforscht und Sie haben in den vorangegangenen Kapiteln gesehen, wie positiv sich eine gesunde und wie negativ sich eine schlechte Ernährung auswirkt und wie sie entsprechend gesund oder krank machen kann. Im Gegenteil: Die unkontrollierte Einnahme von Nahrungsergänzungsmitteln kann schädlich sein. Eine überhöhte Zufuhr mancher Vitalstoffe hat negative gesundheitliche Effekte. So kann zu viel

Vitamin D zu einem erhöhten Kalziumspiegel im Blut, zu Nierenerkrankungen und zu Beschwerden im Magen-Darm-Bereich führen. Bei Folsäure wird sogar diskutiert, ob die zusätzliche Gabe bei Senioren einen Wachstumsreiz für bösartige Tumorzellen auslöst. In einer finnischen Studie mit Rauchern kam es gar zum bösen Erwachen: Das eingenommene Betacarotin, das jahrelang als Schutzfunktion gegen Lungenkrebs gehypt worden ist, bewirkt genau das Gegenteil. Die Studienteilnehmer, die das Präparat erhielten, erkrankten häufiger als jene, die ein Placebo einnahmen.

Nur für besondere Lebenssituationen

Es gibt aber tatsächlich eine ganze Reihe von besonderen Lebenssituationen, in denen Nahrungsergänzungsmittel sinnvoll sind. Vitamin B_{12}, Vitamin D und Folat sind dann die kritischen Nährstoffe. Das gilt für Frauen mit Kinderwunsch und während der Schwangerschaft, für Senioren und für Menschen mit besonderen Ernährungsgewohnheiten oder mit bestimmten chronischen Erkrankungen. In all diesen Fällen sollten Sie mit Ihrem Arzt sprechen, um Ihren wirklichen Bedarf zu klären.

Frauen, die schwanger werden möchten, wird bereits vor der Schwangerschaft empfohlen, Folat einzunehmen. Es sollte spätestens vier Wochen vorher und bis zum Ende des ersten Schwangerschaftsdrittels eine Folsäuresubstitution mit 400 µg pro Tag erfolgen. Dadurch kann nachweislich das Risiko für die Entstehung von Rückenmarksdefekten beim Ungeborenen gesenkt werden.

Schwangere und stillende Frauen haben oft einen erhöhten Vitaminbedarf. Er kann im Allgemeinen aber gut durch eine angepasste Ernährung ausgeglichen werden. Außer der DGE raten auch andere medizinische Fachgesellschaften davon ab, sich während einer Schwangerschaft vegan zu ernähren.

Vegetarier und vor allem vegan lebende Menschen sind oft nicht ausreichend mit Vitamin B_{12} versorgt. Natürliche Quellen sind zum Beispiel Fleisch, Fisch, Meeresfrüchte, Eier und Milchprodukte. Ist der Vitamin-B_{12}-Bestand verringert, drohen Blutarmut sowie verschiedene neurologische Dysfunktionen – von Sensibilitätsstörungen, Sehnervstörungen, Gedächtnisstörungen bis hin zu Depressionen. Hier ist also klar eine regelmäßige Einnahme dieses Nahrungsergänzungsmittels zu empfehlen.

Für Veganer ist eine regelmäßige Blutuntersuchung empfehlenswert, um Vitalstoffmangel rechtzeitig zu entdecken.

Auch bei Patienten, die an einer atrophischen Gastritis leiden – das ist eine autoimmune Magenschleimhautentzündung –, ist die Aufnahme von Vitamin B_{12} im Dünndarm gestört. Daher sind sie auf eine lebenslange Ergänzung angewiesen. Da die orale Gabe nicht wirksam ist, sind anfangs monatlich und später quartalsweise Injektionen notwendig.

Sonderfall Vitamin D

Sind Sie viel draußen? Und auch in der Sonne? Dann dürften Sie theoretisch genug Vitamin D in Ihren Speichern haben. Denn diesen Stoff kann unser Körper selbst bilden, aber nur wenn wir uns ausreichend in der Sonne aufhalten. Dann nehmen wir die Energie im kurzwelligen Bereich der UV-B-Strahlung von 280 bis 350 nm über die Haut auf. Durch Stoffwechselprozesse in der Haut, der Leber und den Nieren wird dann das hormonaktive Vitamin D aufgebaut.

Das erreichen Sie bereits, wenn Sie im Sommer nur dreimal pro Woche für etwa 15 Minuten Sonne auf die ungeschützte Haut an den Unterschenkeln und den Unterarmen lassen. Vorher dürfen Sie bewusst kein Sonnenschutzmittel auftragen, weil sonst die UV-B-

Wirkung blockiert würde. Erst nach den 15 Minuten cremen Sie sich ein. So werden rund 18 Prozent der Körperoberfläche beschienen und es bilden sich dabei 2000 bis 4000 stoffwechselwirksame Einheiten Vitamin D. Im Körperfettgewebe wird es gespeichert und kann uns auch in den sonnenarmen Wintermonaten versorgen. So sieht es theoretisch aus. Praktisch jedoch passiert das oft nicht, weil wir uns zum Schutz gegen Hautkrebs gut mit Sonnenschutzmitteln eincremen. Das verhindert bereits ab Lichtschutzfaktor 10 die Vitamin-D-Synthese. Auch bettlägerige Patienten oder Bewohner von Pflegeheimen sowie Menschen, die sich aus religiösen Gründen stark verhüllen, kommen zu wenig mit Sonne in Kontakt, um genug Vitamin D zu bilden.

Die Bestimmung des Vitamin-D-Spiegels ist in aller Regel keine Kassenleistung und beläuft sich auf etwa 25 Euro.

Ab 65 Jahren fällt die Produktion von Vitamin D in der Haut rund viermal geringer aus als bei jungen Menschen. Deshalb ist bei einem Vitamin-D-Spiegel von unter 20 ng/ml Blut eine Ergänzung von rund 2000 Einheiten Vitamin D pro Tag durchaus sinnvoll.

Die gesetzliche Krankenkasse übernimmt die Substitution, wenn eine manifeste Osteoporose (Knochenschwund) mit Bruch behandelt wird oder parallel zu einer mindestens sechsmonatigen Therapie mit Steroiden. Die können nämlich eine Osteoporose verursachen. Der Dachverband Osteologie rät aber auch zur vorsorglichen Behandlung der wechseljahresbedingten Osteoporose mit 800 bis 1000 Einheiten Vitamin D pro Tag plus 1000 bis 1200 mg Kalzium. Dies ist aber wiederum keine Kassenleistung. Bedauerlicherweise sieht sich die Kasse also erst in der Pflicht, wenn es zu einer Fraktur aufgrund der Osteoporose gekommen ist – mal wieder eine Tücke im deutschen medizinischen Versorgungssystem.

Kaffee? Ja, sehr gern!

Weltweit ist Kaffee neben Wasser das am meisten genossene Getränk. Und das ist gut so! Denn entgegen allen Unkenrufen fördert er unsere Gesundheit sogar! Ich kann guten Gewissens jedem Patienten einen mäßigen Kaffeekonsum von drei bis fünf Tassen pro Tag zur Gesunderhaltung ans Herz legen. Kaffee enthält außer dem allseits bekannten Wachmacher Koffein noch unzählige andere biologisch wirksame Inhaltsstoffe mit gesundheitsfördernden Wirkungen.

Magenempfindliche Patienten greifen besser zu entkoffeiniertem Kaffee. Er regt die Magensäureproduktion nicht übermäßig an.

Viele Hundert davon agieren als Antioxidantien und können einen Überschuss an freien Radikalen neutralisieren, die im Rahmen von Stoffwechselprozessen entstehen und damit der Zellalterung entgegenwirken.

Über diesen antioxidativen Zellschutz vermindert Kaffee auch das Risiko für Zuckerintoleranz und damit für die Entstehung von Diabetes mellitus. Hintergrund scheint eine verbesserte Insulinsensitivität sowie eine Optimierung der insulinproduzierenden Zellfunktionen der Bauchspeicheldrüse zu sein. Zudem verschiebt sich das Muskel-Fett-Verhältnis zur günstigeren Seite und das bedeutet eine Verbesserung der Stoffwechselsituation. Die pharmakologisch aktiven Inhaltsstoffe entstehen teils erst durch die Röstung und sind auch in entkoffeiniertem Kaffee enthalten.

Aber Kaffee kann noch mehr: Er steigert auch die Zellreinigung. Dabei werden verstärkt Zellabbauprodukte wiederverwertet oder aus dem Körper geschleust. Diesen Effekt kannte man bislang vor allem vom Fasten. Der moderate Kaffeegenuss zeigt die gleiche Wirkung. Vermutlich sind dafür die Polyphenole wie Chlorogensäure verantwortlich. Eine kleine Einschränkung besteht allerdings: Wer gleichzeitig tierisches Protein verzehrt – also in diesem konkreten Fall Milch –, hemmt diesen Prozess. Folglich trinken Sie Kaffee zur Stimulation der Zellreinigung am besten morgens nüchtern und entweder schwarz oder mit Hafer- oder Mandeldrink.

Auch die Leber profitiert vom mäßigen Kaffeegenuss: Er begünstigt den Fettabbau dort und reduziert den Einbau von Fetten in die Leber. Zeitgleich vermindert sich dort die Bindegewebsbildung.

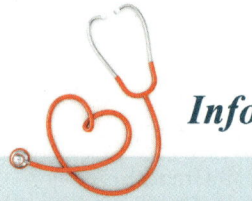

Info

KAFFEE – MYTHOS UND WAHRHEIT

Mythos 1: Kaffee entwässert. Kein Mensch wird durch alleinigen Kaffeegenuss austrocknen. Die mit dem Kaffee aufgenommene Menge Wasser geht komplett in die tägliche Flüssigkeitsbilanz mit ein. Das in manchen Cafés zum Kaffee gereichte Glas Wasser spült unsere Geschmackspapillen frei und lässt den nächsten Schluck Kaffee intensiver erscheinen.

Mythos 2: Kaffee macht süchtig. Tatsächlich tritt bei regelmäßigem Kaffeegenuss ein Gewöhnungseffekt ein. Im Unterschied zur klassischen Suchtdefinition muss er aber nicht stetig höher dosiert werden, um die gewünschten Effekte zu erzielen. Es gibt aber durchaus »Entzugserscheinungen«: Nach abruptem Kaffeeverzicht beklagen manche Kaffeetrinker körperliche Symptome wie Kopfschmerzen, Abgeschlagenheit, Missstimmungen und Verstopfungen. Diese verschwinden aber in der Regel zügig – das ist bei einer echten Sucht ganz anders.

Mythos 3: Kaffee übersäuert. In der Gesamtbilanz hat Kaffee eine basische Wirkung. Eine Übersäuerung ist also nicht zu befürchten.

Die Sache mit dem Koffein

Die meisten Menschen trinken Kaffee nicht wegen der beschriebenen, bislang eher unbekannten Wirkungen, sondern weil er wach, aufmerksam und reaktionsbereit macht. Dafür ist das Koffein verantwortlich, das Blutdruck und Puls in die Höhe treibt. Das hat den Kaffee in Verruf gebracht und deswegen stand Kaffee für Bluthochdruckpatienten lange auf der roten Liste.

Aber heute wissen wir: Koffein stellt definitiv keinen Risikofaktor für Herz-Kreislauf-Erkrankungen dar! Es wird in dieser Hinsicht im Gegenteil aktuell eher als Schutzfaktor betrachtet. Der Blutdruck steigt nur anfänglich kurz ein wenig. Mit der Zeit tritt bei regelmäßigen Kaffeetrinkern ein Gewöhnungseffekt ein und der Blutdruck stabilisiert sich.

Doch Kaffee wirkt nicht bei allen Menschen gleich. Dies scheint davon abhängig zu sein, wie wir den Kaffee verstoffwechseln und besonders wie wir ihn abbauen. Genetisch ist festgelegt, ob wir ihn langsam oder schnell abbauen: Die Enzymaktivität des in der Leber arbeitenden Proteins Cytochrom P450 1A2 arbeitet bei der einen Hälfte der Menschen bis zu viermal schneller als bei der anderen. Deswegen können manche Menschen, die »Schnellabbauer«, Kaffee zum Abend problemlos ohne spätere Einschlafstörungen genießen, während andere, die »Langsamen«, den Kaffeekonsum besser mit dem Mittagessen oder dem frühen Nachmittag beenden sollten, wenn sie ruhig schlafen wollen.

BEWEGUNG – DAS NEUE REZEPT

Höre ich Sie beim Lesen dieser Überschrift leise aufstöhnen? Zumindest bei meinen Patienten ist das oft so, wenn ich ihnen »verordne«, sich mehr zu bewegen, und zwar nicht nur ein-, zweimal pro Woche für eine Stunde, sondern jeden, wirklich jeden Tag.

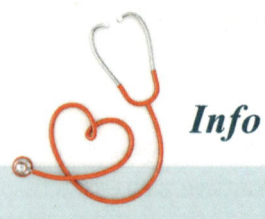

Info

DAS NEUE LEIDEN: BEWEGUNGSMANGEL

Eine bundesweite Untersuchung zum Thema Bewegungsmangel zeigte, dass wir Deutschen durchschnittlich pro Tag 7,5 Stunden im Sitzen verbringen. Die Altersgruppe der 18- bis 29-Jährigen bildet dabei die Speerspitze mit stolzen 9 Stunden pro Tag! Mehr als 65 Prozent der über 40-jährigen Männer und weit über 70 Prozent der Frauen dieser Altersgruppe gelten als inaktiv. So wundert es mich nicht, dass sage und schreibe 80 Prozent der Bevölkerung der modernen Industriestaaten unter Bewegungsmangel »leiden«. Das Verb »leiden« können Sie in der Tat wörtlich verstehen, wenn man bedenkt, was alles damit einhergeht: Herz-Kreislauf-Erkrankungen, schlechte Verdauung, Übergewicht, Diabetes mellitus Typ 2, Gicht, Arthrose, Rückenschmerzen, degenerative Wirbelsäulenerkrankungen, Osteoporose, Muskelabbau, schlechter Schlaf, mangelnder Stressabbau und psychische Probleme.

Manche geben auch ganz zerknirscht zu, dass sie sich eigentlich mehr bewegen sollten, es aber irgendwie nicht hinkriegen. Meine Infos und Tipps dazu veranlassen sie dann doch, es ernsthaft zu versuchen, und siehe da: Diejenigen, die es schaffen, mehr körperliche Aktivität in ihr Leben zu integrieren, bekommen ihre gesundheitlichen Probleme in den Griff – und haben Spaß an der Bewegung! Zahlreiche wissenschaftliche Studien bestätigen die positiven Effekte von Bewegung, und zwar sowohl in puncto Vorbeugung als auch zur Linderung oder gar Heilung bereits bestehender Gesundheitsprobleme:

- Der **Blutdruck normalisiert sich**, sodass das Risiko für Herz-Kreislauf-Erkrankungen sinkt.
- Die **Blutfettwerte sinken** und damit das Risiko für Gefäßverkalkung, Mitursache für Herzinfarkt und Schlaganfall.
- Die **Atmung verbessert sich** und damit die Versorgung des Organismus mit Sauerstoff. Das ist gut gegen Müdigkeit und steigert die Konzentrations- und Leistungsfähigkeit.
- **Stresshormone werden abgebaut** und Glückshormone ausgeschüttet. Das hilft auch gegen Depressionen.
- Bei Übergewichtigen **nimmt die Insulinresistenz ab**, sodass es erst gar nicht zu Diabetes Typ 2 kommt oder, wenn er schon da ist, die Medikation stark heruntergefahren oder gar abgesetzt werden kann.

Das sind nur einige der positiven Auswirkungen von Bewegung auf unsere Gesundheit. Und das Beste: Sie müssen gar nicht viel dafür tun! Alle Studien haben ergeben, dass regelmäßige moderate Bewegung besser ist, als nur gelegentlich ein Powerworkout!

Aktiver im Alltag

Klar denkt zunächst jeder bei Bewegung an gezieltes Sporteln, weil das in unserer Sitzgesellschaft der richtige Ausgleich zu sein scheint. Unser Organismus benötigt jedoch genauso dringend den ganzen Tag über immer wieder kleine Aktivitätseinheiten. Jedes Aufstehen, jedes Recken und Strecken, jedes Bücken, jeder Schritt bringt Sie weiter. Gerade auch diese kleinen Bewegungen zwischendurch sind wichtig, damit Ihr Blut beim Dauersitzen nicht in den Beinen versackt, damit Durchblutung und Lymphfluss immer wieder angeregt und alle Zellen gut versorgt werden. So bleiben Sie insgesamt konzentrierter und vermeiden Verspannungen durch lang andauernde einseitige Körperhaltungen.

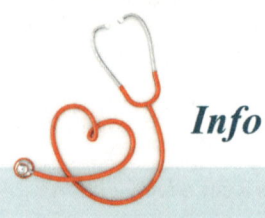

Info

MEINE TIPPS FÜR BEWEGUNG IM ALLTAG

Es gibt viele Möglichkeiten, den Alltag bewegter zu gestalten:

- Schon morgens beim Zähneputzen können Sie beginnen, **sich wiederholt auf die Zehenspitzen zu stellen**. Mit der Zeit steigern Sie die Belastbarkeit und kombinieren dies mit Kniebeugen bis zu einem Winkel von 90 Grad im Kniegelenk. Wiederholen Sie das auch abends.
- Für kurze **Wege lassen Sie das Auto stehen** und nehmen Ihr Rad oder gehen zu Fuß. Die Umwelt und auch Ihr Portemonnaie werden es Ihnen danken.
- Nutzen Sie für den Weg zur Arbeit bei trockenem Wetter **Ihr Rad**.
- Wenn Sie mit öffentlichen Verkehrsmitteln fahren, **steigen Sie eine oder besser zwei Stationen früher aus** und bewältigen Sie den Rest des Wegs zu Fuß.
- Parken Sie Ihr Auto entfernter von Ihrer Arbeitsstelle und **gehen Sie strammen Schrittes zum Büro**.
- Nutzen Sie **jede Treppe** anstelle des Aufzugs oder der Rolltreppe.
- Nutzen Sie den Rest der Mittagspause für einen **flotten Spaziergang**.
- **Telefonieren Sie im Stehen** und gehen Sie dabei umher.
- Statt interner E-Mails **gehen Sie zum Kollegen**.
- Verabreden Sie sich fest zum **Feierabendsport**. Die Sporttasche haben Sie dabei und machen nach der Arbeit bewusst keinen verlockenden Abstecher nach Hause.
- An den sportfreien Tagen machen Sie einen wohltuenden **Abendspaziergang** nach dem Essen. Das baut zusätzlich Stresshormone ab und fördert einen gesunden, erholsamen Schlaf.

Sport ist kein Mord

Zwar ist jede Bewegung hilfreich, aber nur ein Schaufensterbummel ist nicht ganz das, was wir Ärzte uns unter Bewegung vorstellen. Sie dürfen sehr wohl schwitzen. Strammes Spazierengehen sollte zumindest ein Tempo erreichen, bei dem Ihr Nachbar denkt: »Mensch, die hat es aber eilig.« Dann sind Sie richtig unterwegs. Den größten Gewinn für Ihre Gesundheit bringt bereits der Wechsel von völliger Inaktivität zu einer leichten sportlichen Belastung. Für Ihren neuen bewegten Lebensstil sollten Sie zunächst die Regelmäßigkeit der Aktivität ins Auge fassen. Das ist wichtig! Sie soll für Sie zu einer lieben Gewohnheit werden. Starten Sie also ruhig bescheiden mit 20 bis 30 Minuten am Tag. Der Puls sollte bei etwa 100 Schlägen pro Minute liegen, um einen Reiz auf Ihr Herz-Kreislauf-System auszuüben. Nach sechs bis zwölf Wochen können Sie die Dauer steigern und erst nach weiteren zwölf Wochen die Intensität erhöhen.

Vielleicht möchten Sie nach einer Weile auch vom Spazierengehen zum Walken, Nordic Walken oder Joggen wechseln. Probieren Sie es aus und fordern Sie sich, ohne sich zu überfordern. Das wirkt am Ende nur demoralisierend und hält Sie von weiteren Aktivitäten ab, weil Sie damit nur Frust verbinden. Richten Sie sich nach Ihrem Atem: Wenn Sie noch genug Luft haben, um sich mit Ihrem Trainingspartner gut unterhalten zu können, sind Sie richtig unterwegs. Wenn Sie keuchen, ist es zu schnell.

Wenn Sie lange keinen Sport gemacht haben oder nicht sicher sind, ob Sie mit Ihren Vorerkrankungen die ausgewählte Sportart pro-

Gerade bei Sporteinsteigern ist es wichtig, langsam anzufangen, damit sich nicht nur das Herz-Kreislauf-System an die neue Belastung gewöhnen kann, sondern auch Knorpel und Knochen. Die benötigen dafür etwas länger.

blemlos ausüben können, empfehle ich dringend: Nehmen Sie vor der Aufnahme Ihres Trainings eine medizinische Untersuchung in Anspruch. Ihr Arzt kann Ihnen auch – budgetfrei – Rehasport verschreiben. Das kann ein absolut sinnvoller Einstieg in mehr Bewegung unter professioneller Anleitung sein. Außerdem lohnt sich auch ein Blick auf das Sportangebot in Ihrer Umgebung: Vielleicht ist etwas dabei, das Sie schon immer gereizt hat, wie Tennis oder Tangotanzen oder etwas Selteneres wie Fechten oder Rugby. Gehen Sie hin und schnuppern Sie rein.

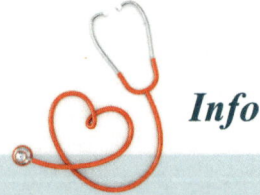

Info

MIT AUSDAUER DEM ALTER EIN SCHNIPPCHEN SCHLAGEN?

Moderates Ausdauertraining ist ein echtes Anti-Aging-Mittel. Es ist imstande, der vorzeitigen Verkürzung der Telomere entgegenzuwirken – das sind eine Art Schutzkappen unserer Erbgutträger, der Chromosomen. Wir können diese Telomere im Prinzip als Marker unserer Zellalterung verstehen: Je kürzer sie sind, desto gealterter ist die Körperzelle. Stellen Sie sich vor, Sie kopieren ein Bild und machen immer eine weitere Kopie der letzten Kopie. Die Qualität leidet jedes Mal mehr. Nicht anders ist es bei den Zellkopien in unserem Körper im Rahmen des Alterns. Intakte Telomere schützen unser Erbgut vor dem vorzeitigen Altern. Wie das genau geschieht, wissen wir noch nicht mit letzter Sicherheit. Es scheint jedoch so zu sein, dass Ausdauersport die Enzymaktivität bestimmter schützender Proteine aktiviert. Bei Kraftsport allein konnte dies nicht nachgewiesen werden.

RAUCHEN – WOLLEN SIE DAS WIRKLICH?

Nein, eigentlich nicht? Was hält Sie davon ab, sich vom Rauchen zu befreien? Tatsächlich bedeutet ein Leben ohne Tabakkonsum ein großes Plus an Freiheit. Denken Sie nur an die vielen Situationen, wo Sie nervös werden, weil Rauchen verboten ist oder weil Ihre Schachtel Zigaretten leer ist und die Geschäfte geschlossen sind und ... da fällt Ihnen sicher noch viel mehr ein. Die allerwenigsten wollen weiterrauchen. Meist ist ihnen die Entwöhnung zu anstrengend, frustrierend und erscheint nahezu aussichtslos.

Mein Tipp: Verabschieden Sie sich von der Bezeichnung »Nichtrauchen«. Sie impliziert, dass Sie sich einen »Genuss« versagen. »Rauchfreiheit« klingt viel positiver!

Es ist leider wahr: Nur 3 bis 6 Prozent der Raucher schaffen es, für mindestens ein Jahr rauchfrei zu bleiben. Im Durchschnitt brauchen sie sieben Anläufe bis zu einer dauerhaften Rauchfreiheit. Aber Sie sind Sie und nicht der Durchschnitt! Wenn Sie es *wirklich* wollen – und nur dann! –, schaffen Sie es, Ihr Leben auf rauchfrei umzustellen. Ihr Hausarzt wird Sie gern dabei unterstützen – genau wie ich mich über jeden Patienten freue, der es ernsthaft versucht. Je früher es Ihnen gelingt, umso besser fällt Ihre Lebenszeitprognose aus. Doch selbst wer erst mit 60 Jahren auf Zigaretten verzichtet, kann mit drei Jahren mehr Lebenszeit bei besserer Lebensqualität rechnen.

Das sollten Sie wissen: Zahlen, Daten, Fakten

Ich stelle meinen rauchenden Patienten nicht umsonst bei jedem Besuch aufs Neue die Frage, ob sie wirklich weiter qualmen wollen. Als Arzt bin ich tatsächlich an jedem Tag in der Praxis auf irgendeine Weise mit den Folgen des Rauchens konfrontiert – und die sind nicht schön und ich möchte sie nicht für meine Patienten:

- Jedes Jahr erkranken über 57 000 Menschen in Deutschland an **Lungenkrebs**.
- Pro Jahr gibt es bei uns zwischen 110 000 und 140 000 **Todesfälle in Zusammenhang mit Tabakkonsum** – das sind 300 Menschen täglich! Bei jedem Verkehrsunfall mit nur wenigen Toten macht man sich mehr Sorgen …
- Im Mittel **verlieren Sie 10 Lebensjahre**, die Lebensqualität verschlechtert sich zunehmend in den letzten Jahren.
- Tabakrauch enthält **über 4000 chemische Substanzen**. Davon gelten 250 als giftig und über 70 als eindeutig krebserregend. Er löst 16 Krebsarten aus und betrifft neben der Lunge besonders Mundhöhle, Kehlkopf, Lippen, Magen und Blase.
- Nikotin ist ein ausgesprochen **starkes Gift** und macht sehr schnell abhängig.
- Wenn Sie täglich eine Packung Zigaretten rauchen, nehmen Sie jedes Jahr über die Lunge etwa **eine Tasse Teer** auf. Das lähmt die Selbstreinigungsfunktion der Lunge und es kommt zu unschönem Auswurf, gehäuften Atemwegsinfekten sowie deutlichen körperlichen Leistungseinbußen.
- Das **Kohlenmonoxid im Rauch** vertreibt den Sauerstoff aus der Bindung mit dem Blutfarbstoff Hämoglobin, über den normalerweise die Zellen mit dem lebenswichtigen Sauerstoff versorgt werden. Weniger O_2 verstärkt die Leistungsminderung – auch im Gehirn!
- **Nahezu alle Organsysteme** sind durch die Verteilung des Rauchs über den Blutstrom von der Zigarettenwirkung betroffen: die Schleimhaut im Mund-Rachen-Raum, die Lunge mit über 100 Quadratmetern (!) Kontaktfläche, die Verdauung, der Urogenitaltrakt, das Herz-Kreislauf-System.

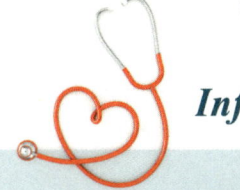

Info

PASSIVES MITRAUCHEN MACHT KRANK

Über 3000 Menschen sterben jedes Jahr durch Passivrauchen, hat das Deutsche Krebsforschungszentrum ausgerechnet. Schuld daran ist der Nebenstromrauch der Zigarette, also wenn die Zigarette, Zigarre oder Pfeife glüht, ohne dass daran gezogen wird. Dort sind viele Giftstoffe deutlich höher konzentriert, etwa Kohlenmonoxid doppelt so hoch.

- Rauchen macht sehr schnell **abhängig**. Dabei ist das zwanghafte Verlangen nach Tabak so stark, dass sogar die eigenen Lebensgewohnheiten daran angepasst werden. Ein Kaffee ohne Zigarette ist nicht denkbar, auf Langstreckenflüge wird wegen des Rauchverbots an Bord verzichtet, aber sogar in Gegenwart von Babys und kleinen Kindern wird geraucht …

Wollen Sie das alles wirklich? Oder wäre es nicht schön, davon frei zu sein? Natürlich steigt auch das Risiko für Folgeerkrankungen des Rauchens – Herz-Kreislauf-, Lungenerkrankungen, Impotenz, Tumore – mit der Anzahl der konsumierten Zigaretten und der Dauer des Rauchens.

Der Weg zur Rauchfreiheit: kein Spaziergang, sondern eine Challenge!
Wenn Sie nicht absolut gewillt sind, das Rauchen zu beenden, versuchen Sie es gar nicht erst: Es wird nicht klappen und Sie nur unnötig frustrieren. Das wäre eine schlechte Basis, wenn Sie später einen ernsthaften Schritt zur Rauchfreiheit unternehmen möch-

ten. Ganz klar: Der Weg in Ihre neue Freiheit wird definitiv kein Spaziergang, denn Sie kommen um eine Veränderung Ihrer gewohnten Verhaltensweisen nicht herum.

Machen Sie sich bitte klar: Rauchen ist in der Regel ein erlerntes Verhalten. Die ersten Zigaretten schmecken nicht. Wir können dieses Verhalten aber wieder verlernen. Mit den folgenden Tipps haben es viele meiner Patienten erfolgreich geschafft:

- Gehen Sie den Weg nicht allein. Holen Sie sich Hilfe bei Ihrem Arzt in Sachen **Unterstützungsmöglichkeiten**.
- Legen Sie einen **realistischen Zeitpunkt** für den Rauchstopp fest. Nach Ihrem Entschluss sollte er optimalerweise in den nächsten vier Wochen, besser in den nächsten zehn Tagen umgesetzt werden.
- Führen Sie im Vorfeld ein **Rauchertagebuch** (siehe Kasten Seite 168).
- Gehen Sie **direkt auf null** und rauchen Sie ab dem Tag X keine einzige Zigarette mehr. Die schrittweise Verringerung kommt nicht annähernd an die Erfolge der Nullmethode heran. Sie fokussieren sich dabei viel zu stark auf die verbliebenen Zigaretten und ändern nichts Wesentliches an Ihren grundsätzlichen Verhaltensweisen, die das Rauchen begünstigen. Das zeigten Studien deutlich.
- **Entfernen Sie alle Rauchutensilien** aus den Räumen, in denen Sie sich aufhalten, unwiederbringlich.
- **Informieren Sie Ihr Umfeld** – auch Ihre Rauchgenossen – und bitten Sie um Unterstützung und Toleranz für zu erwartende Unpässlichkeiten.
- **Meiden Sie möglichst anfangs bewusst Situationen**, Kontakte, Orte, die in der Vergangenheit mit dem Rauchen einhergingen.

- **Lassen Sie Getränke aus**, die in der Vergangenheit fest mit Nikotin verknüpft waren. Zumeist also Alkohol in jeglicher Form. Er enthemmt bekanntlich und lässt Sie eher schwach werden. Wenn Kaffee und Nikotin das traute Paar Ihres Genusses waren, trinken Sie in der ersten Zeit halt Tee statt Kaffee.
- Dem bislang unstillbaren Verlangen nach einer Zigarette begegnen Sie mit **Aktivität** oder Sie trinken ein Glas Wasser.
- Nutzen Sie wann immer möglich die **Ablenkung** durch Bewegung an der frischen Luft.
- **Schlafen Sie ausreichend.** Dann fällt Ihnen die Abstinenz leichter.
- Erlernen Sie **Entspannungstechniken**: progressive Muskelrelaxation, autogenes Training, Tai-Chi, Qigong, Yoga – was immer Sie sich für sich persönlich vorstellen können, ist okay.

Die Bundeszentrale für gesundheitliche Aufklärung (BZgA) hat ein internetbasiertes Rauchfreiprogramm entwickelt. Ich habe Patienten, die es mit Erfolg durchlaufen haben und anhaltend rauchfrei geblieben sind.

Unterstützung durch Medikamente

Für Raucher mit mittelgradiger oder gar starker Abhängigkeit sind medikamentöse Nikotinersatzpräparate klar angezeigt und absolut vertretbar. Damit verdoppeln sich die Chancen auf Rauchfreiheit, wie Studien zeigten. Ob Sie darauf zurückgreifen oder nicht, ist Ihre Entscheidung. Aber Sie sollten wissen, dass diese Arzneien Sie bei Ihrem Vorhaben unterstützen können. Trotzdem müssen Sie die Challenge annehmen und Ihr Verhalten eigenständig verändern.

Es stehen verschiedene Medikamente für den Nikotinersatz zur Verfügung: Nikotinpflaster in unterschiedlicher Dosierung. Niko-

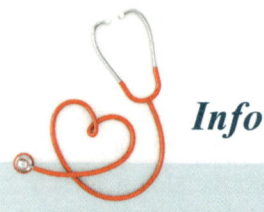

Info

RAUCHERTAGEBUCH – EINE GROSSE HILFE

Viele meiner Patienten waren erst skeptisch, als ich ihnen riet, vor dem Rauchstopp zunächst ein Rauchertagebuch zu führen und genau zu notieren: Wann rauche ich? Wo? Wie viel? Mit wem und bei welchen allgemeinen Gelegenheiten? Aber für die meisten hat es sich bewährt, denn ihr Raucherleben lang haben sich bei ihnen viele gewohnheitsmäßige Abläufe etabliert, die ihnen oft gar nicht bewusst sind.

Genau hier müssen Sie neue Wege beschreiten – ohne Zigaretten. Statt der Zigarette nach dem Essen gehen Sie vielleicht ins Bad und putzen sich die Zähne oder Sie gehen eine Runde raus. Planen Sie um. Formulieren Sie dazu Ihre Ideen, damit Sie Ihre persönlichen Alternativen bei Bedarf bereits parat haben.

---

tinkaugummi, Lutschtabletten sowie Sprays sind erhältlich. Ein versierter Apotheker kann Sie individuell beraten. Weitere Behandlungen wie Hypnose und Akupunktur konnten bislang wissenschaftlich betrachtet nicht überzeugen. Unterstützend jedoch bestehen medizinisch keine Einwände, sofern sie denn von qualifizierten Therapeuten eingesetzt werden.

Vor anderen Medikamenten kann ich aufgrund der zum Teil massiven und gravierenden Nebenwirkungen (Vareniclin) nur abraten. Es traten unter anderem Suizide unter der Einnahme auf. Nutzen und Risiken müssen sehr sorgfältig gegeneinander abgewogen werden. In der Regel entscheiden sich Patient und Arzt einvernehmlich dagegen.

»Hilfe, ich werde dick ohne meine Zigarette!«

Immer wieder sitzen vor mir Patienten, die allein deswegen nicht aufhören wollen, weil sie Angst haben, ohne Tabak dick zu werden. – Manche haben sogar mit dem Rauchen angefangen, um abzunehmen! Vergessen Sie das! Es funktioniert nicht! – Tatsächlich haben Raucher einen höheren Grundumsatz. Außerdem dämpft Nikotin das Hungergefühl. Beim Rauchstopp normalisiert sich der Grundumsatz wieder und bei gleicher Nahrungsmenge nehmen wir unweigerlich zu, im Mittel vier bis sieben Kilogramm. Aber: Die Gewichtszunahme ist gesundheitlich definitiv unbedenklich im Vergleich mit den Risiken des fortgesetzten Rauchens!

Außerdem bitte ich Sie: Machen Sie keine parallele Diät, wenn Ihr Gewicht steigt! Damit überfordern Sie sich und Ihren Körper. Nutzen Sie lieber jede Möglichkeit zur Bewegung und vermeiden Sie übermäßigen Fettkonsum und Süßigkeiten. Bei Heißhungerattacken halten Sie Rohkostnaschereien und Gemüsesticks bereit. Manche Patienten kommen auch mit Kaugummi gut klar.

Machen Sie sich in solchen Situationen auch immer wieder bewusst, was Ihnen die Rauchfreiheit bringen wird: Ihr Organismus hat die fantastische Fähigkeit, sich zu regenerieren, wenn er den Giften im Rauch nicht mehr ausgesetzt ist. Mit jedem rauchfreien Tag repariert er ein wenig mehr, die Lunge erholt sich langsam und die Risiken für Krebs, Herzinfarkt und Schlaganfall werden geringer. Abgesehen von den gesundheitlichen Vorteilen bringen rauchfreie Kleidung sowie Räume ein gutes Lebensgefühl und als ehemaliger Raucher mit einer Packung Zigaretten pro Tag sparen Sie im Jahr etwa 2000 Euro. Von dem gesparten Geld sollten Sie sich zwischendurch immer mal wieder etwas Schönes zur Belohnung und weiteren Motivation gönnen, nur bitte keine Süßigkeiten oder Naschwerk, sondern andere Dinge.

GESUND BLEIBEN IST BESSER ALS GESUND WERDEN

Nicht ohne Grund nennen wir unsere Gemeinschaftspraxis auf unserer Internetseite »Gesundheitspraxis Köln-Nippes«: Wir sehen gern gesunde Menschen in unserer Praxis, behalten mit ihnen zusammen ihre Gesundheit im Auge und freuen uns mit ihnen über ihr Wohlbefinden. Deswegen möchte ich Ihnen Vorsorge-, Früherkennungsuntersuchungen und Impfungen ans Herz legen.

VORSORGE UND FRÜHERKENNUNG – REGELMÄSSIGE INSPEKTION

Ich bin immer wieder überrascht, wie viele Menschen die Möglichkeiten zur Gesundheitsvorsorge links liegen lassen – obwohl wir sie darauf hinweisen. So gehen Mütter und Väter ganz selbstverständlich mit ihren Kindern zu den Vorsorgeuntersuchungen, neh-

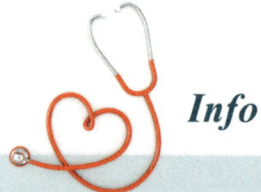

Info

HAUSARZT ALS LOTSE: HZV

Bei der hausarztzentrierten Versorgung (HZV) ist der Hausarzt immer die erste Anlaufstelle für die Patienten. Er überweist Sie dann bei Bedarf an einen Facharzt. – Ausnahmen sind Besuche beim Gynäkologen, beim Augen-, Zahn-, Kinder- und Jugendarzt. – Dadurch sollen überflüssige Mehrfachdiagnostik und vermeidbare Wechselwirkungen von Arzneimitteln verhindert werden. In aller Regel kennt Ihr Hausarzt Sie und Ihren medizinischen Hintergrund umfassend und er kann so die jeweilige Situation am besten einschätzen. Dies gilt selbstverständlich unabhängig von der Teilnahme am HZV.

men es aber mit ihrer eigenen Gesundheit längst nicht so genau. Einmal im Jahr zum Zahnarzt kriegen die meisten noch hin, allein schon damit sie die Kosten für Zahnersatz nicht komplett allein tragen müssen. Aber das war's bei vielen auch schon.

Die gesetzlichen Krankenversicherungen übernehmen eine Vielzahl von Vorsorge- und Früherkennungsuntersuchungen für Kinder, Frauen und Männer, die ich für medizinisch sinnvoll halte:

- Neben den bekannten U-Untersuchungen inklusive der Impfungen bei den Jüngsten gibt es für Jugendliche im Alter von 12 bis 14 Jahren die **Jugendschutzuntersuchung** (J1). Sie umfasst neben der allgemeinen Anamnese die körperliche Untersuchung, die Kontrolle des Impfstatus und die Ergänzung fehlender Impfungen.
- Im Alter von 18 bis 35 dürfen Sie einmal zur **Check-up-Untersuchung** beim Hausarzt: Allgemeine Anamnese, körperliche Untersuchung aller Organsysteme, Blutdruckmessung und Beratung gehören dazu sowie im Einzelfall die Laboranalyse.
- Ab 18 wird zur **jährlichen Zahnvorsorge** geraten.
- Ab 20 empfehlen sich für Frauen jährliche **Untersuchungen beim Gynäkologen** auf Gebärmutterhalskrebs, inklusive Abstrich auf Papillomaviren, die für die Entstehung des Tumors verantwortlich sind. Ab 30 wird die **jährliche Tastuntersuchung** der weiblichen Brust ergänzt.
- Ab 35 dürfen Sie den oben erwähnten **Check-up alle drei Jahre** durchführen lassen. (Derzeit, also Stand Anfang 2021, gilt für Patienten, die an der hausarztzentrierten Versorgung (HZV) teilnehmen, das verkürzte Intervall von zwei Jahren).
- Ebenso können Sie ab 35 alle zwei Jahre ein **Hautkrebsscreening** in Anspruch nehmen. Dabei inspiziert Ihr Hausarzt oder Ihr Dermatologe Ihre Haut auf krankhafte Veränderungen.

- Ab 45 bitten wir Männer jährlich zur **Früherkennung auf Prostatakrebs**. Sie umfasst die Tastuntersuchung der äußeren Genitalien und die rektale Palpation der Prostata, also die Untersuchung mit dem Finger durch den Enddarm. Leider nehmen sie nur 15 Prozent der Männer in Anspruch. Dabei ist sie zu Unrecht schamhaft besetzt. Nach der ersten Untersuchung stimmen mir die meisten zu und können nicht nachvollziehen, dass so ein Aufheben darum gemacht wird.
- Ab dem Alter von 50 bis 54 können Sie jährlich die **Früherkennung von Darmkrebs** mittels Test auf Blut im Stuhl vornehmen lassen. Männer können alternativ ab 50 das erste Mal vorsorglich den Darm spiegeln lassen (Koloskopie siehe Seite 174). Das übernimmt der Gastroenterologe. Dann sind Stuhlbluttests alle zwei Jahre möglich. Für Frauen steht die Darmspiegelung ab 55 zur Verfügung. Nach Ablauf von zehn Jahren darf sie ein zweites Mal wiederholt werden. Versicherte, bei denen keine Koloskopie durchgeführt wurde (zum Beispiel weil sie diese abgelehnt haben), können zumindest ab 55 Jahren den Stuhltest alle zwei Jahre in Anspruch nehmen. Bei positivem Befund ist die Koloskopie aber dringend nötig, um abzuklären, warum sich Blut im Stuhl befindet.
- Ab 50 bis 69 wird Frauen zum **Mammografiescreening** auf Brustkrebs geraten. Es erfolgt beim entsprechend dafür zertifizierten Radiologen alle zwei Jahre.
- Schließlich sind Männer ab 65 einmalig zum **Ultraschallscreening der Bauchschlagader** aufgerufen, um ein Bauchaorten-Aneurysma, also eine pathologische Erweiterung der Bauchschlagader auszuschließen. Die Untersuchung kann vom Hausarzt, einem Urologen, Internisten oder Chirurgen durchgeführt werden, der die Zulassung zur Sonografie hat.

Meine Hausapotheke – einfach und sehr wirksam

Die Empfehlungen zur Vorsorge unterscheiden sich nach Alter und Geschlecht, weil einzelne Erkrankungen bei Männern und Frauen in einem bestimmten Lebensalter schon gehäuft auftraten oder vermehrt geschlechtsbezogen vorlagen, wie das Aorten-Aneurysma bei Männern über 65. Das haben Studien ergeben.

Nicht unterschätzen sollten Sie die vorsorgenden Wirkungen des regelmäßigen Check-ups: Dort kann ein Diabetes mellitus erkannt und zufriedenstellend behandelt werden, ohne dass es mit den Jahren zu den fatalen Folgeerkrankungen kommen muss. Gleiches gilt für das rechtzeitige Entdecken von Bluthochdruck, der, wie Sie ab Seite 42 ausführlich erfahren haben, ganz massiv in unsere Lebenserwartung eingreift.

Sie sind natürlich frei in Ihrer Entscheidung, diese Untersuchungen in Anspruch zu nehmen. Ich halte sie aber für medizinisch sinnvoll und finde es wichtig, dass Sie Ihre Möglichkeiten kennen. Zudem müssen Sie keinen dieser Checks selbst bezahlen: Ihre gesetzliche Krankenversicherung übernimmt die Kosten.

Da es bei den Begrifflichkeiten immer wieder zu Verwechslungen kommt, möchte ich eins betonen:

Keine Zeit für Vorsorgeuntersuchungen beim Hausarzt? Dann haben Sie hoffentlich später genug Zeit, sich um Ihre Krankheit zu kümmern.

Die Früherkennungsuntersuchungen für die meisten Krebsarten wie Brustkrebs sind keine Vorsorge im Wortsinn: Sie können die Erkrankung also immer noch bekommen, auch wenn die Untersuchung keine Auffälligkeiten zeigte. Deswegen werden solche Früherkennungen auch in regelmäßigen Abständen wiederholt. Trotzdem sind die Untersuchungen sinnvoll, denn für viele Krebsarten gilt: Je früher sie entdeckt werden, desto größer ist die Chance auf Heilung und desto mehr Möglichkeiten zur Behandlung stehen zur Verfügung. Das ist bei der Koloskopie anders, zu der ich jedem dringend rate.

Koloskopie – eine echte und wichtige Vorsorgemaßnahme

Darmspiegelung – igitt! Graust es Ihnen direkt bei der Vorstellung einer Koloskopie? Dann fragen Sie einmal jemanden, der sie schon hinter sich hat: Es ist gar nicht schlimm und tut auch nicht weh! Dafür ist es aber eine Untersuchung, die wirkliche Gesundheitsvorsorge bringt, weil mit ihr Darmkrebs verhindert (!) werden kann. Andere medizinische Untersuchungen vermögen meist nur, einen Tumor früh zu erkennen, aber nicht immer, ihm vorzubeugen. Das ist bei der Koloskopie aber anders. Jeder Darmkrebs war vorher ein Polyp (eine Schleimhautvorwölbung). Aus einem Polypen muss aber noch lange kein bösartiger Krebs werden – wenn er ausreichend früh erkannt und entfernt wurde.

Das Dickdarmkarzinom ist in Deutschland der zweithäufigste bösartige Tumor bei Männern (nach Lungenkrebs) und der dritthäufigste bei Frauen (nach Brust- und Lungenkrebs). 90 Prozent – also fast alle! – finden sich nach dem 50. Lebensjahr. Die Inzidenz (Anzahl von Neuerkrankungen) verdoppelt sich bei über 40-Jährigen alle 10 Jahre. Allein das zeigt, wie sinnvoll die angebotene Vorsorgedarmspiegelung (Koloskopie) ist: Sie kann die Wahrscheinlichkeit von Darmkrebs senken und selbst bei einem Tumorbefund die Behandlungsmöglichkeiten und Überlebenschancen signifikant verbessern. Doch noch zu viele Menschen scheuen diese Maßnahme – dabei gibt es dafür keinen Grund.

Die Kosten für die Koloskopie werden für Männer ab dem 50. und für Frauen ab dem 55. Lebensjahr komplett von der Krankenkasse übernommen.

Neben der Vorsorge hat die Koloskopie noch einen Vorteil: Innerhalb

derselben Sitzung erfolgen Diagnose und Therapie. Die gesamte Schleimhaut des Dickdarms wird intensiv begutachtet und vorhandene Polypen werden unmittelbar mit einer Schlinge schmerzfrei entfernt und zur feingeweblichen Untersuchung an ein Labor gesandt.
Etwa zehn Tage später liegt die Beurteilung des Spezialisten vor. Abhängig davon wird in der Regel nach drei oder fünf Jahren zur Kontrolle geraten. War der Darm insgesamt unauffällig, raten die meisten Gastroenterologen zur allgemeinen Kontrolle nach sieben bis zehn Jahren.

Schnell und schmerzfrei

Wegen Schmerzen brauchen Sie sich nicht zu sorgen. Besprechen Sie mit dem Untersucher eine ausreichende Sedierung: Die Betäubung besteht normalerweise aus Tabletten zur Beruhigung und schlafeinleitenden Medikamenten als Injektion unmittelbar vor der Endoskopie unter Kontrolle der Atmung und Sauerstoffsättigung. Wenn Sie erwachen und den Arzt fragen: »Wann geht es denn los?« und er Ihnen antwortet: »Wir sind schon fertig«, dann war die Dosierung optimal. In der Regel dauert die Koloskopie nur etwa 20 Minuten.

Auch Frauenärztinnen können zur Darmspiegelung überweisen.

Mein dringender Rat nach allem, was Sie jetzt wissen: Sollte Ihr Hausarzt Ihnen bis dato noch nicht zur Koloskopie geraten haben, sprechen Sie ihn bei Ihrem nächsten Besuch darauf an. Verlassen Sie sich bitte nicht ausschließlich auf einen Stuhltest (IFOBT) oder auf die Bestimmung etwaiger und darüber auch noch selbst zu zahlender Tumormarker im Blut. Sie kommen nicht an die Aussagekraft einer Darmspiegelung heran.

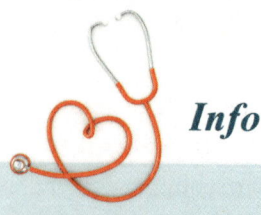

Info

FACHARZTTERMINE – EIN DAUERPROBLEM

Egal, ob es sich um einen Vorsorge- oder um einen Untersuchungstermin beim Facharzt handelt, sowohl die Patienten als auch ich als überweisender Arzt müssen viel Geduld mitbringen: In Köln sind Wartezeiten von vier Monaten durchaus üblich, beim Rheumatologen kann es einen freien Termin sogar erst in einem Jahr geben. Das ist auch bei Vorsorgeuntersuchungen im Grunde nicht akzeptabel, aber ich kann es nicht beeinflussen. Bei medizinischer Dringlichkeit können Patienten die Terminservicestelle der Kassenärztlichen Vereinigungen (KV) in Anspruch nehmen und erhalten dort einen Termin binnen vier Wochen. Das ist auch im Internet unter https://eterminservice.de möglich. Allerdings haben Sie dann nicht mehr die freie Arztwahl, sondern müssen den von der KV bestimmten Arzt akzeptieren.

IMPFEN – EINE SPEZIELLE FORM DER VORSORGE

Wenn meine Patienten zu mir zur Vorsorge kommen, überprüfe ich mit ihnen auch gleich den Impfstatus. Dabei wundere ich mich oft, dass die Impfpässe heute bei Kindern und Jugendlichen meist alle Standardimpfungen umfassen, während Erwachsene und Senioren erhebliche Impflücken aufweisen. Das liegt nicht daran, dass Impfungen nicht eingetragen wären, sondern schlichtweg daran, dass sie nicht erfolgten, weil sie vergessen wurden. Dabei sind Auffrischungen und Ergänzungen im Erwachsenenalter genauso sinnvoll.

Sie schützen durch eine Impfung natürlich nicht nur sich selbst, sondern auch Ihr gesamtes Umfeld und damit Menschen, die noch nicht geimpft werden konnten oder aus gesundheitlichen Gründen nicht geimpft werden dürfen. Um eine Herdenimmunität (zum Beispiel gegen Masern) zu erreichen, bedarf es aber in der Regel einer allgemeinen Durchimpfungsrate von mehr als 95 Prozent. Davon sind wir aber weit entfernt.
Ich selbst bezeichne mich als impffreundlich: Ich berate und impfe aus-

> *Aus schulmedizinischer Sicht ist die Impfung an sich eine echte Erfolgsgeschichte in der Medizin. Schwerwiegende Infektionskrankheiten können vermieden werden und es ist dadurch zum Beispiel gelungen, die Pocken auszurotten.*

gesprochen gern. Auch wenn ich die persönlichen Gründe gegen eine medizinisch empfohlene Impfung nicht immer nachvollziehen kann, so bin ich dennoch stets gewillt, einen tragfähigen Konsens im Gespräch zu finden. Basis ist für mich immer eine möglichst neutrale Information und das Einräumen von Bedenkzeit. Die allerwenigsten Impfungen müssen ad hoc verabreicht werden. Genau diese Zeit kann zum Informationsgewinn und zur Abwägung der genannten Argumente sinnvoll genutzt werden. Sollte sie oder er es sich im Verlauf anders überlegen, bin ich offen, zu impfen. Das Thema Impfungen hat durch die SARS-CoV-2-Pandemie eine Wendung genommen: Viele Patienten, die bisher trotz meines Rats eine Grippeimpfung ablehnten, standen plötzlich in der Praxis und wollten eine Impfung gegen die saisonal auftretende Influenza (echte Virusgrippe). Und viele Patienten fragten mich schon lange vor der Marktreife eines Impfstoffs nach einer Impfung gegen die Coronaviren. Sind das Zeichen dafür, dass wir uns alle insgesamt wieder mehr für den nötigen Impfschutz interessieren? Wenn Corona das erreicht hätte, wäre es zumindest etwas …

Welche Impfung für wen?

- **Für Kinder** sollte eine umfassende Grundimmunisierung gegen folgende Erkrankungen vorgenommen werden: Tetanus (Wundstarrkrampf), Diphtherie, Poliomyelitis (Kinderlähmung), Pertussis (Keuchhusten), Haemophilus influenzae B (Kehlkopfentzündung), Mumps, Masern, Röteln, Windpocken, Pneumokokken (Bakterien, die schwere Atemwegsinfekte auslösen können), Hepatitis B, Meningokokken (bakterielle Hirnhautentzündung), eventuell Rotaviren (virale Darminfektion). Sie sehen, das ist eine ganze Menge. Wann immer möglich erfolgt dieses umfassende Impfprogramm in verschiedenen Kombinationswirkstoffen, um die Anzahl der Injektionen sinnvoll zu reduzieren.
- **Bei Jugendlichen** werden einzelne Auffrischungen vorgenommen. Hinzu kommt bei Mädchen der Schutz gegen Humane Papillomaviren, die für die Entstehung von Gebärmutterhalskrebs und anderen Tumorarten verantwortlich gemacht werden. Diese Schutzimpfung sollte optimalerweise vor dem ersten Geschlechtsverkehr erfolgen.
- **Für uns Erwachsene** gilt es, gegen Tetanus und Diphtherie nach Ablauf von zehn Jahren Auffrischungen vorzunehmen, einmal auch in Kombination mit Keuchhusten. Für Schwangere sollte ab dem zweiten Schwangerschaftsdrittel gegen die saisonale Influenza und ab dem letzten Drittel auch gegen Keuchhusten geimpft werden. Dies ist auch für Großeltern anzuraten, die ein neues Enkelkind in ihrer Familie erwarten.
- **Für Menschen ab 60** empfiehlt die STIKO die Grippeimpfung und auch die Impfung gegen Pneumokokken. Sie sind Hauptverursacher einer unter Umständen lebensgefährlichen Lungenentzündung. Die Tatsache, dass im Rahmen der SARS-CoV-

2-Pandemie 2020 durch die riesige Nachfrage diese Impfung über Monate hinweg mal wieder nicht lieferbar war, brachte die Empfehlungsgremien dazu, die Pneumokokken-Impfung zunächst nur Patienten ab 70 anzubieten. Mangel als Entscheidungsgrundlage für medizinisch sinnvolle Leistungen... ein Schelm, wer Böses dabei denkt. Ebenso wird für Menschen ab 60 die zweimalige Impfung gegen Herpes zoster (Gürtelrose) empfohlen.

Für Patienten mit chronischen Vorerkrankungen, wie Diabetes mellitus oder Herz-Kreislauf-Erkrankungen, sind die genannten Impfungen eventuell schon früher sinnvoll, um einen bestmöglichen Schutz gewährleisten zu können. Wichtig für Sie zu wissen: Alle Impfungen, die die STIKO empfiehlt, werden grundsätzlich auch von den gesetzlichen Krankenkassen übernommen. Es gilt allgemein keine Impfpflicht. Einzige Einschränkung ist neuerdings aber, dass Kinder einen ausreichenden Schutz gegen Masern nachweisen müssen, bevor sie in eine Kindertagesstätte oder Schule aufgenommen werden.

Die Ständige Impfkommission am Robert Koch-Institut (RKI), die STIKO, gibt als unabhängiges Gremium einmal jährlich die Impfempfehlung heraus. Die aktuelle Version findet sich unter www.rki.de auf der Website des RKI.

MIT DEM IGEL IN DER TASCHE

Kennen Sie die Redensart: »Er hat einen Igel in der Tasche?« Bei uns in Köln und auch im restlichen Nordrhein-Westfalen weiß jeder sofort, was gemeint ist: »Er ist geizig oder übertrieben sparsam.« Passenderweise werden genau so in der Medizin die **I**ndividuellen **Ge**sundheits**L**eistungen abgekürzt: IGeL. Das sind jene Leistungen, bei denen sich die gesetzlichen Krankenversicherungen (GKV) zugeknöpft geben, bei denen sie sparen und die Sie als Patient selbst zahlen müssen. Das ist nicht schön, hat aber Gründe, auf die ich noch komme.

Bedenklich aber ist, wie manche Ärzte damit umgehen: Der 72-jährige Walter G. berichtet mir im Rahmen seiner turnusgemäßen Gesundheitsuntersuchung, dass sich seine Sehschärfe in den letzten sechs Monaten merklich verschlechtert hat. Dadurch macht die Lektüre seiner »Süddeutschen Zeitung« keine echte Freude mehr. Die in der Praxis erhobenen Befunde sind stabil und erklären erwartungsgemäß seine Sehverschlechterung nicht, sodass ich ihn zum Augenarzt überweise und ihm die relevanten Befunde und Laborwerte mitgebe.

Dort passiert ihm, aus meiner medizinischen Sicht, Unglaubliches, das er mir bei unserem Folgetermin berichtet: Der Kollege habe meine Überweisung freundlich entgegengenommen, sei aber zunächst nicht weiter darauf eingegangen. Stattdessen habe er ein regelrechtes Verkaufsgespräch begonnen und dem Rentner G. als Erstes eine Augeninnendruckmessung zur Untersuchung auf ein Glaukom (grüner Star) nahegelegt. Die sei aber selbst zu bezahlen, weil die Krankenkasse für die sinnvolle Untersuchung leider keine Übernahmepflicht sehe. Herr G. aber lehnte ab.

Daraufhin entgegnete ihm der Augenarzt, dass er dann die weitere Untersuchung wegen seiner Sehverschlechterung ebenfalls ablehnen würde. Herr G. war verunsichert und wog ab, wie lange er dann wieder auf einen neuen Termin bei einem anderen Augenarzt warten müsste. Er fühlte sich zwar genötigt, aber er willigte ein und berappte knapp 25 Euro für diese individuelle Gesundheitsleistung. Sie erbrachte einen Normalbefund.

Erst im Anschluss liefen die weiteren Untersuchungen. Diagnose: seniler Katarakt (grauer Star). Der Doktor empfahl kurzfristig die Implantation von künstlichen Linsen an zwei aufeinanderfolgenden Terminen, die er zu Lasten der Krankenkasse durchführen könnte. Herr G. lehnte ab. Für mich völlig nachvollziehbar, hatte er doch überhaupt kein Vertrauen mehr zu diesem Kollegen: Nötigung ist in der Tat keine Basis. Ich besprach mit Herrn G., eine Zweitmeinung ohne zeitlichen Druck einzuholen. Mittlerweile lebt er zufrieden mit zwei neuen Linsen.

Ärzte als Verkäufer

Ist Ihnen vielleicht auch schon einmal eine ähnliche Situation widerfahren? Werden Ärzte zunehmend zu Verkäufern medizinischer Leistungen? Darauf kann ich nur antworten: Ja. In gewissem Rahmen schon. Jede, wirklich jede Praxis vertreibt sie. Auch jene, die schriftlich auf ihrer Internetseite propagieren, dass sie bewusst darauf verzichten würden. Wir Kassenärzte sind sogar dazu gesetzlich verpflichtet: Wir dürfen gar nicht nach Gusto Leistungen zu Lasten der GKV verordnen.

Verschiedene Wunschleistungen der Patienten werden nicht von der GKV übernommen, weil sie für die Gesundheit des Patienten nicht notwendig sind. Dazu gehören Atteste für private Zwecke wie Reiserücktritt, Sportstudio, Arbeitgeber, Behörden, Rechtsanwälte, Versicherungsanfragen genau wie medizinische Untersuchungen für den Lkw-Führerschein, Sportbootführerschein, Sportveranstaltungen, Eignungsuntersuchungen wie Tauchtauglichkeit, Fallschirmspringen und Reisemedizin (etliche Krankenkassen haben aber Sonderverträge abgeschlossen und übernehmen zumindest wichtige Reiseimpfungen). All

Laut § 12 des Sozialgesetzbuchs müssen Leistungen der gesetzlichen Krankenkassen ausreichend, zweckmäßig und wirtschaftlich sein und dürfen das Maß des Notwendigen nicht überschreiten.

diese Leistungen dürfen nicht umsonst erbracht werden – so regelt es das Gesetz. Natürlich sind meine Patienten davon nicht begeistert, wenn ich es ihnen erkläre, aber sie verstehen es. Anders sieht es in Fällen wie von Herrn G. aus: Das ist ein klarer Verstoß gegen geltende Regeln! Kein Arzt darf seine Behandlung davon abhängig machen, ob ein Patient IGeL wahrnimmt oder nicht. Die Entscheidung dafür oder dagegen liegt allein beim Patienten und darf ihm nicht aufgedrängt werden.

IGeL oder nicht IGeL?

Es gibt viele gute Gründe, warum etliche Leistungen nicht von den Krankenkassen übernommen werden. Sind sie nicht ausreichend, zweckmäßig, wirtschaftlich und überschreiten sie das Maß des Notwendigen, werden sie keine Kassenleistung und können fortan nur als IGeL erbracht werden. Darüber befindet der Gemeinsame Bundesausschuss (G-BA) als zentrales Entscheidungsgremium im Gesundheitswesen und legt den Leistungskatalog fest. Auf Grundlage wissenschaftlicher Untersuchungen beurteilt er, wie das Verhältnis von Nutzen und Schaden für alle Beteiligten ausfällt. Das Ergebnis ist eine bunte Liste durch alle medizinischen Fachgebiete mit mehreren Hundert IGeL.

Laut IGeL-Report 2020 des IGeL-Monitors www.igel-monitor.de sind die Top 5 der IGeL-Leistungen:

- **Augeninnendruckmessung** zur Glaukomfrüherkennung
- **Ultraschall der Eierstöcke** zur Krebsfrüherkennung
- **Ultraschall der weiblichen Brust** zur Krebsfrüherkennung
- **Ultraschall des Bauchraums** (transvaginal, also über die Scheide)
- **PSA-Bestimmung** (Prostataspezifisches Antigen als Tumormarker eines Prostatakarzinoms)

Sie sehen: Augenheilkunde, Gynäkologie und Urologie sind stark repräsentiert. Was nicht bedeutet, dass Orthopäden, Dermatologen und Hausärzte untätig bleiben.

Auch hier wird fleißig »ge-IGeLt«. Auch bei mir gibt es IGeL. Ich finde es über die Maßen wichtig, dass ich als Arzt nur Privatleistungen anbiete, hinter denen ich guten Gewissens stehen kann und die ich auch für mich oder meine Familie bean-

Praxisberater empfehlen für eine Hausarztpraxis über den mittelfristigen Verlauf von drei bis fünf Jahren, mindestens 20 Prozent des Gesamtumsatzes per IGeL zu erwirtschaften.

spruchen würde. So dürfen bei einer alle drei Jahre empfohlenen Check-up-Untersuchung routinemäßig im Labor die Blutfette und der Blutzuckerwert bestimmt werden. Das für mich als Arzt ebenso wichtige allgemeine Blutbild, die Nieren- und Leberwerte sowie die Blutsalze sind aber nicht eingeschlossen. Das halte ich persönlich für falsch und empfehle meinen Patienten daher guten Gewissens die Erweiterung um die genannten Parameter im Rahmen einer IGeL. Auch wenn ein Patient ohne medizinischen Grund ein EKG, ein Belastungs-EKG oder eine Intervall-Check-up-Untersuchung wünscht, obwohl die Kasse dies erst wieder in drei Jahren übernimmt, reden wir ganz klar über IGeL.

So hatte eine Patientin bereits gute Erfahrungen mit der Akupunktur zur Therapie ihrer Migräne gemacht und wünschte nun diese Behandlung. Dann ist klar definiert, dass die Krankenkasse diese nicht übernimmt. Aus eigener Erfahrung ist die positive Wirkung für die Patientin aber so hoch, dass ich die Behandlung auch aus medizinischen Gründen für absolut gerechtfertigt halte und als IGeL erbringen kann – ohne das Gefühl, ihr etwas Überflüssiges zu »verkaufen«. Von manchen IGeL dagegen, wie der PST von Ingrid L., über die Sie auf den Seiten 29 f. gelesen haben, rate ich deutlich ab.

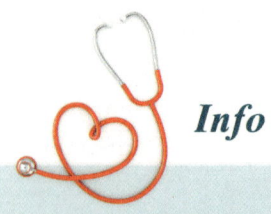

Info

KLARE REGELN FÜR IGEL

Wenn Sie sich für oder gegen eine IGeL entscheiden sollen, können Sie sich an den IGeL-Regeln orientieren:

- Ist eine **Kassenleistung** für Diagnose oder Behandlung **nötig, darf sie nicht als IGeL angepriesen werden**. (Dabei ist egal, ob das »Budget« der Kassenleistung bei dem Arzt schon voll ist oder nicht.)
- Eine (weitere) **Kassenleistung darf nicht von der Erbringung einer IGeL abhängig gemacht werden**.
- Maßnahmen, bei denen ein **potenzielles gesundheitliches Risiko** überwiegt, sollten grundsätzlich nicht angeboten werden.
- Es muss eine **Aufklärung** vorangehen, die verständlich und nachvollziehbar über Kosten informiert.
- Es muss eine **ausreichende Bedenkzeit** gewährt werden.
- Der Arzt darf den Patienten **nicht** zu Gunsten einer IGeL oder zu Ungunsten einer Kassenleistung **beeinflussen**.
- Auf Wunsch ist eine **Zweitmeinung** einzuräumen.
- Es bedarf eines **schriftlichen Behandlungsvertrags**, der dem Patienten auszuhändigen ist.
- Es muss eine **Rechnung** erstellt werden.
- Die Kosten haben sich an der geltenden **Gebührenordnung** für Ärzte (GOÄ) zu orientieren.

Hören Sie auf Ihr Bauchgefühl. Wenn Ihnen im Beratungsgespräch diesbezüglich irgendetwas komisch vorkommt, sollten Sie sich auf diese Regeln berufen und zunächst ablehnen. Sie werden nichts verlieren, ganz im Gegenteil, Sie gewinnen Zeit, um sich in Ruhe Gedanken zu machen, weiter zu informieren und dann eine gute Entscheidung treffen zu können – besonders, wenn Sie sich unter Druck gesetzt fühlen.

Nutzen Sie den IGeL-Monitor zur Recherche. Dort finden Sie weitere Informationen zur Beurteilung von IGeL und Hintergründe zur Entscheidungsfindung. Es darf Sie nicht wundern, dass sehr viele IGeL dabei schlecht wegkommen. Hätten sie im Vorfeld einen positiven Nutzenbeleg zeigen können, wären sie vermutlich schon in den Leistungskatalog der GKV aufgenommen worden.

Ein gutes Beispiel dafür ist die traditionelle Akupunktur. Früher war sie allgemein eine klassische IGeL-Leistung. Seit vielen Jahren darf sie aber auf Kasse durch entsprechend qualifizierte Ärzte erbracht werden, sofern es um chronische Beschwerden der Lendenwirbelsäule oder Arthrose im Kniegelenk geht und die Bedingungen der Krankenkassen erfüllt sind. Dadurch sind 10 Therapiesitzungen (in begründeten Einzelfällen sogar 15 Sitzungen) pro Jahr für Betroffene ohne weitere Eigenzahlung möglich geworden. Ich bin der Meinung, ein guter Arzt kann hervorragend damit weiterleben, wenn Sie keine IGeL-Leistung wünschen. Weder Arzt noch Patient müssen deswegen den gebührenden Respekt füreinander verlieren und ihr gegenseitig wertschätzendes Verhältnis riskieren. Sollte es anders laufen ... Sie sind ja frei in der Arztwahl!

NACHWORT

Als ich meiner Frau davon erzählte, dass ich das Angebot des GU-Verlags annehmen möchte, ein weiteres Buch zu schreiben, stellte sie mir spontan eine Frage: Was motiviert dich denn bitte, neben deiner Familie, der Auslastung in deiner hochfrequentierten Praxis, den regelmäßigen TV-Beiträgen als Hausarzt beim ARD-Morgenmagazin und bei »Wissen macht Ah!« dich jetzt auch noch am Feierabend oder an den freien Wochenenden als Autor zu beschäftigen?

Nun ja, das musste ich erst mal gelten lassen. Gleichzeitig wurde mir klar, worin für mich der Reiz lag: Es war die Möglichkeit, die hausärztliche Medizin würdig und wertig auf den Punkt zu bringen – trotz aller bürokratischen Widrigkeiten des Alltags.

Dabei wollte ich Inhalte zu häufigen Erkrankungen verständlich vermitteln und vor allem darüber aufklären, welches unglaubliche Potenzial wir alle selbst in uns tragen: nämlich die Fähigkeit unseres Körpers, gesund zu bleiben, zu werden oder zumindest bestmögliche Lebensqualität zu halten. Genau dies kommt nach meiner persönlichen Auffassung im heutigen medizinischen Alltag fatalerweise noch viel zu kurz.

Die Tatsache, dass mir der Verlag mit Ulrike Schöber eine erfolgreiche Expertin im Verfassen von medizinischen Büchern zur Seite stellte, war mit ausschlaggebend für meine Entscheidung.

Ein guter Entschluss, wie ich finde. Ich hoffe, Sie finden das auch und machen dieses Buch zu Ihrem hausärztlichen Gesundheitsbegleiter. Werden und bleiben Sie gesund!

Dr. med. Mohsen Radjai
Facharzt für Innere und Allgemeinmedizin, Sportmedizin, Chirotherapie, Akupunktur, Reisemedizinische Gesundheitsberatung, Gelbfieberimpfstelle des Landes NRW Köln-Nord

Anhang

INFORMATIVE INTERNETSEITEN

Adipositas: Deutsche Adipositas Gesellschaft (DAG, mit Patientenleitlinie zur Diagnose und Behandlung) www.adipositas-gesellschaft.de

Allergien: www.ecarf.org

Arbeitsgemeinschaft der Wissenschaftlichen Medizinischen Fachgesellschaften e. V.: www.awmf.org Medizinische Leitlinien bei Rückenschmerzen, Arthrose, Schlafstörungen u. a.

Arthrose: Arzneimittelkommission der deutschen Ärzteschaft www.akdae.de sowie www.aerzteblatt.de

CBD, Hanf: Bundesamt für Verbraucherschutz und Lebensmittelsicherheit www.bvl.bund.de

Ernährung, Vitamine, Übergewicht: Deutsche Gesellschaft für Ernährung www.dge.de

Ernährungsmedizin: www.aerzteblatt.de

Herz-Kreislauf-Themen: Deutsche Herzstiftung www.herzstiftung.de sowie Deutsche Hochdruckliga www.hochdruckliga.de

IGeL: www.aerzteblatt.de

Impfungen: Robert Koch-Institut www.rki.de und www.impfen-info.de

Kaffee: Deutsches Grünes Kreuz e. V. www.dgk.de

Kopfschmerzen: Deutsche Migräne und Kopfschmerzgesellschaft e. V. www.dmkg.de

Nikotin: Bundeszentrale für gesundheitliche Aufklärung www.bzga.de, Arzneimittelkommission der deutschen Ärzteschaft www.akdae.de sowie www.aerzteblatt.de und das Bundesinstitut für Risikobewertung www.bfr.bund.de

Schlaf: Deutsche Gesellschaft für Schlafforschung und Schlafmedizin www.dgsm.de

Selbstzahlerleistungen: www.igel-monitor.de

Terminservice der Kassenärztlichen Vereinigung: www.eterminservice.de

Verdauungs- und Stoffwechselerkrankungen zum Thema Fettleber: Deutsche Gesellschaft für Gastroenterologie www.dgvs.de

Vorsorgeuntersuchungen: Deutscher Hausärzteverband www.hausaerzteverband.de

WEITERFÜHRENDE LITERATUR

Dr. Gerd Herold: Innere Medizin

Dr. Mohsen Radjai: Bleiben Sie herzgesund. Trias Verlag

Aus dem GRÄFE UND UNZER VERLAG

Dr. med. Petra Bracht: Intervallfasten

Prof. Dr. Ingo Froböse: Raus aus der Tablettenfalle

Delia Grasberger: Autogenes Training (mit CD)

Friedrich Hainbuch: Progressive Muskelentspannung (mit CD)

Günther H. Heepen: Natürliche Virenkiller

Nicola Kuhrt; Dr. med. Jan Oude-Aost; Prof. D. Cornelia Betsch: Faktencheck Impfen

Claudia Ritter: Natürliche Stresskiller

Dr. Nicole Schaenzler; Priv.-Doz. Dr. med. Florian Beigel: Superorgan Mikrobiom

Sarah Schocke: Abnehmen am Bauch

Thorsten Tschirner: Mit 50 fitter als mit 30

SACHREGISTER

A
Abnehmen 95, 140 ff.
Abrechnungssystem 11
Adipositas 94, 141, 150
Akupunktur 29 f., 52, 106, 112, 168, 183, 185
Alkohol 46, 49, 94
   Missbrauch 56, 60
Allergien 83 ff.
   Auswirkungen 83
Alter 162
Antibabypille 60
Antioxidantien 155
Arteriosklerose 57, 65, 68
Arthrose 29 ff., 50, 108 ff., 158
   Auf einen Blick 117
Asthma bronchiale 34 f., 62
Atmung 159
Ausdauertraining 56
autogenes Training 106, 167
Autoimmunerkrankung 27, 63

B
bakterielle Entzündungen 66
Bandscheibenvorfall 28
Behandlungen, überflüssige 4
Benzodiazepine 23
Bewegung 46, 51, 95, 110, 157
   Mangel 60, 158
Bioresonanztherapie 35 f.
Blaseninfektionen 66
Blutdruck 140, 159
   Messen 43
   Werte, Bedeutung 53
Blutfettwerte 159

Blutgerinnsel 55
Bluthochdruck 42 ff., 56, 60 f., 173
   Auf einen Blick 53
Blut spenden 51
BMI (Body-Mass-Index) 30 f., 33, 62, 71, 110, 141
Bonusprogramme 132

C
CBD 137 ff.
Check-ups 171 ff.
Chirotherapie 107
Cholesterinwerte 37, 60
Colitis ulcerosa 89

D
Darmerkrankung 89
DASH 47
Desensibilisierung 36
Diabetes mellitus 62 ff., 155, 158, 173, 179
   Auf einen Blick 68
Diabetes Typ 1 63
Diät 143 f.
DMP (Disease-Management-Programm) 68

E
Eigenbluttherapie 114
EKG (Elektrokardiogramm) 54
Energiedichtewert 145 f.
Entzündungsstoffwechsel 31
Epigenetik 47
Ernährung 46 ff., 143
   Beratung 93
   gesunde 151
   Mythen 70
   Tagebuch 80
   Tipps 148

F
Facharzt 4, 12
Fettleber 93 ff.
   Auf einen Blick 97
Fitnesscheck 36
FODMAP-arme Diät 91
Fruchtzucker 94
Früherkennungsuntersuchungen 170 ff.
Fruktoseunverträglichkeit 79

G
Gallenblasen-OP 99
Gallensteine 98 ff.
   Auf einen Blick 101
Gastroösophagealer Reflux
   Auf einen Blick 78
Gelenke 32, 102, 105, 108 ff., 114 ff.
Gelenkoperation 115 f.
Gelenkprobleme 28, 102
Gewicht 46, 52
Glukose 63 f.
Glutenhype 77

H
Hashimoto 27
Hautinfektionen 66
Heilpraktikerin 35
Herzinfarkt 43, 45, 57 ff., 65, 135, 169
   Risikofaktoren 60
Herz-Kreislauf-Erkrankungen 40 f., 49 f., 56, 65, 142, 157, 159, 179
Herz und Kreislauf 40 ff.
Hexenschuss 50, 107
Hyaluronspritzen 114
Hypercholesterinämie 36
Hyperlipidämie (erhöhte Blutfettwerte) 33

Hypertonie s. Bluthochdruck
Hypnose 168

I
IGeL 29, 179 ff.
Immunsystem 83, 85, 90, 134 f.
Impfen 170, 176 ff.
Inkontinenz 104
Innere Medizin 7 f.
Insulinresistenz 159
Intervallfasten 146 f.

K
Kaffee 155 ff.
Knie 30
Körpergewicht 31
Kopfschmerzen 118 ff.
Auf einen Blick 129
Kohlenhydrate 63, 67
Koloskopie 174 f.
Krankengymnastik 106, 113
Krebs 169
Kreuzallergie 84, 86

L
Lähmungserscheinungen 104
Laktoseintoleranz 78 f., 82
Lebensstil 46
Änderung 63
gesunder 132 ff.
und Medikamente 46
lebergesund essen 96

M
Magen-Darm-Erkrankungen 69 ff.
Magensäureblocker 71, 73 ff., s. a. PPI

Magenspiegelung 75
Magenverkleinerung 150
Magnetfeldtherapie 29
manuelle Therapie 107
mediterrane Kost 34, 37, 47, 101, 146
Melatonin 134
Migräne 118 f., 121 ff., 127, 183, 185
Mittelmeerküche 146, s. a. mediterrane Kost
Morbus Crohn 89

N/O
Nahrungsergänzungsmittel 33, 114, 150 ff.
Nahrungsmittelallergie 83 ff.
Auf einen Blick 89
Nahrungsmittelunverträglichkeit 78, 80, 86
Auf einen Blick 82
Nikotin 46
Normalgewicht 140, 142
Noroviren 69
NSAR 49 f., 52, 113 f.
Osteoporose 154, 158

P/Q
Physiotherapie 29 f.
Pilze 66
Pollenallergie 34 f., 83 f.
PPI (Protonenpumpeninhibitoren) 31, 50, 74 f., 85, s. a. Magensäureblocker
progressive Muskelrelaxation 106, 125, 167
Pseudoallergie 87 f.
psychische Probleme 158
PST (pulsierende Signaltherapie) 29 f.
Qigong 106, 112, 167

R
Rauchen 49, 60, 163
Rauchertagebuch 168
Refluxkrankheit 71 ff.
Rehasport 30, 113
Reizdarmsyndrom (RDS) 89 f.
Auf einen Blick 93
Röntgen 102 ff.
Rotaviren 69
Rücken-OP 103
Rückenschmerzen 28 f., 102 ff., 158
Auf einen Blick 107

S
SARS-CoV-2-Pandemie 177 f.
Schaufensterkrankheit 57
Schlaf 133 ff.
Apnoe 23, 25, 60
Hygiene 23, 133, 136
Mangel 135
Probleme 22 ff., 158
Schlafmittel, natürliche 135
Schlaf-wach-Rhythmus 120, 124, 134
Tabletten 23
Schlaganfall 43, 45, 55, 57 f., 61, 65, 135, 169
Schleimbeutelentzündung 50
Schmerz 120
Schmerzmittel 49 f., 106, 113 f., 118, 121, 126 f.
Therapie 28
SIT (Spezifische Immuntherapie) 36
Sodbrennen 71 f.
Speiseröhrenkrebs 71

Sport 56
Stoffwechsel 66f., 134, 155
Stress 6, 22, 60, 104, 158f.
Suchtstoffe 49

T/U
Tai-Chi 112, 167
TSH-Wert 12, 27
Übergewicht 33, 60, 94, 109, 141
Unverträglichkeiten 76

V
Veganer, Vegetarier 153
Verdauung 89
Versorgungsstufen 9
Vitamine 152f.
Vorhofflimmern 55
Vorsorgeuntersuchungen 170ff.

W/Y/Z
WHR (Waist-to-Hip-Ratio) 141
Wirbelsäulen-OP 28
Yoga 106, 167
Zahngesundheit 41
Zöliakie 77
Z-Substanzen 23
Zucker 145

INFO-KÄSTEN

- Versorgungsstufen im deutschen Medizinsystem 9
- Zeitfresser Bürokratie 13
- Schlaftabletten – mit Vorsicht zu genießen 23
- Schlafapnoe 25
- Mein Tipp: Zahngesundheit ist gut fürs Herz 41
- Korrektes Blutdruckmessen 43
- Wird Bluthochdruck vererbt? 47
- Vorsicht bei NSAR 50
- Verstopfte Gefäße: Arteriosklerose 57
- Risikofaktoren für Herzinfarkt 60
- Was ist eigentlich Glukose? 63
- Diabetischer Fuß 66
- Gegen hartnäckige Ernährungsmythen 70
- Sodbrennen 72
- Meine Tipps gegen den akuten Reflux 74
- Zöliakie und der Glutenhype 77

- Mein Tipp: Ernährungstagebuch statt Test aus dem Internet 80
- Mein Tipp: Laktosebelastungstest in Eigenregie 82
- Ursachen für Allergien unklar 85
- Pflegen Sie Ihre Esskultur 91
- Mein Tipp: Ernährungsberatung nutzen 92
- Medikamente, die eine Fettleber fördern
- Alternativen zur Gallenblasen-OP? 99
- Faszien – das unterschätzte Bindegewebe 105
- Hexenschuss/Lumbago 107
- Gar nicht schlimm: Geräusche im Gelenk 108
- Wann ist eine Gelenkoperation angezeigt? 116
- Schmerz – grundsätzlich wichtig 120
- Mit diesen Kopfschmerzen unbedingt zum Arzt 123

- Wichtige Verhaltenstipps bei Migräne 125
- Melatonin 134
- Übergewicht messen 141
- Zucker triggert das Belohnungssystem 145
- Ernährungstipps, die funktionieren 148
- Kaffee – Mythos und Wahrheit 156
- Das neue Leiden: Bewegungsmangel 158
- Meine Tipps für Bewegung im Alltag 160
- Mit Ausdauer dem Alter ein Schnippchen schlagen? 162
- Passives Mitrauchen macht krank 165
- Rauchertagebuch – eine große Hilfe 168
- Hausarzt als Lotse: HZV 170
- Facharzttermine – ein Dauerproblem 176
- Klare Regeln für IGeL 184

MEHR ENERGIE, MEHR WOHLBEFINDEN!

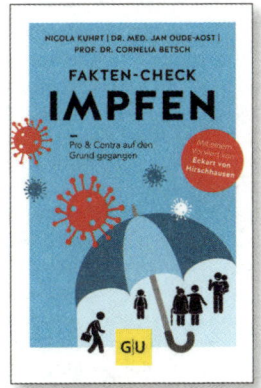

ISBN 978-3-8338-7772-8

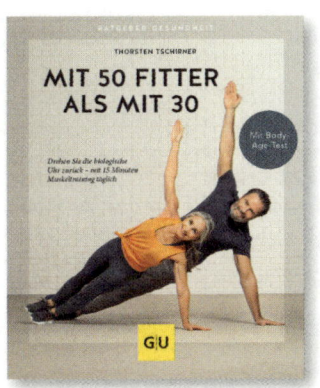

ISBN 978-3-8338-7551-9

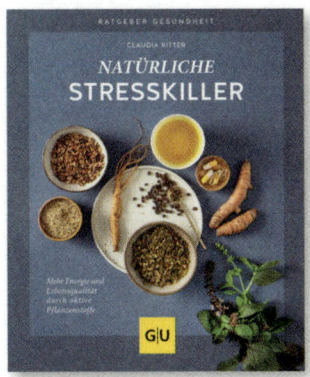

ISBN 978-3-8338-7550-2

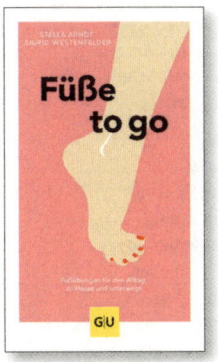

ISBN 978-3-8338-7748-3

 Alle hier vorgestellten Bücher sind auch als eBook erhältlich.

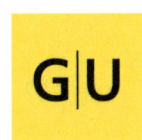

Mehr von GU auf www.gu.de und facebook.com/gu.verlag

IMPRESSUM

© 2021 GRÄFE UND UNZER VERLAG GmbH, Postfach 860366, 81630 München

GRÄFE UND UNZER

Gräfe und Unzer ist eine eingetragene Marke der GRÄFE UND UNZER VERLAG GmbH, www.gu.de

ISBN 978-3-8338-7797-1

1. Auflage 2021

Alle Rechte vorbehalten. Nachdruck, auch auszugsweise, sowie Verbreitung durch Bild, Funk, Fernsehen und Internet, durch fotomechanische Wiedergabe, Tonträger und Datenverarbeitungssysteme jeder Art nur mit schriftlicher Genehmigung des Verlages.

Projektleitung: Stella Schossow
Lektorat: Daniela Weise
Umschlaggestaltung: independent Medien-Design, Horst Moser, München
Layout: independent Medien-Design, Horst Moser, München; adaptiert durch ki36 Editorial Design, Daniela Hofner
Herstellung: Markus Plötz
Satz: Uhl + Massopust, Aalen
Repro: Ludwig Media, Zell am See
Druck und Bindung: Livonia, Riga

Umwelthinweis:
Dieses Buch wurde auf PEFC-zertifiziertem Papier aus nachhaltiger Waldwirtschaft gedruckt.

Die GU-Homepage finden Sie unter www.gu.de

Illustration (Cover und Innenteil): Getty Images, JuSun (Stethoskop)
Autorenfoto (Cover): Jens van Zoest für Radjai/Müller, Bleiben Sie herzgesund. TRIAS Verlag als Teil der Thieme Gruppe, Stuttgart 2015 (Foto S. 6)

Syndication:
www.seasons.agency

Wichtiger Hinweis

Die Gedanken, Methoden und Anregungen in diesem Buch stellen die Meinung bzw. Erfahrung des Verfassers dar. Sie wurden vom Autor nach bestem Wissen erstellt und mit größtmöglicher Sorgfalt geprüft. Sie bieten jedoch keinen Ersatz für persönlichen kompetenten medizinischen Rat. Jede Leserin, jeder Leser ist für das eigene Tun und Lassen auch weiterhin selbst verantwortlich. Weder Autor noch Verlag können für eventuelle Nachteile oder Schäden, die aus den im Buch gegebenen praktischen Hinweisen resultieren, eine Haftung übernehmen.

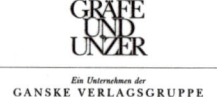

Ein Unternehmen der
GANSKE VERLAGSGRUPPE

www.facebook.com/gu.verlag